中高齡不可忽視的身體警訊

臺北仁濟院總院長
臺大醫學院兼任副教授
李龍騰 著

叢書出版緣起

隨著醫學科技日益進步，大幅延長人類的壽命，臺灣在一九九三年已進入聯合國定義的高齡化社會。根據統計，不久的將來，老年人口將會占總人口數的20%，臺灣將進入「超高齡社會」，意味著每四到五個人中，就有一位老人。

過往人們追求延長壽命的觀念，也進一步轉變成如何「活得老，也活得好」的整體規劃。人們開始認真思考熟齡生活該如何計畫、身體該如何養護、人際關係該如何整理等問題。政府也訂定了許多相關的法令，提供年長者各式各樣的服務與補助，期望能營造一個友善的環境，讓每個人都能老得自在、老得快活！

身為對社會具有責任的文化出版者，我們是否也能為熟齡社會做些什麼？在一番觀察與反省後，我們思索著要帶給社會一些什麼樣的東西，讓臺灣的熟齡世代，可以朝向一個更美好、更有希望及更理想的未來。以此作為基礎，我們企劃了【養生智慧】系列叢書，邀集各領域中學有專精的醫師、專家學者，共同為社會盡一分心力，提供熟齡世代以更嶄新的眼光、更深層的思考，重新看待自己的生命與未來，省視自我的人生歷練，進而邁向更完整、圓融的生命歷程。

【養生智慧】系列叢書涵蓋生理、心理與社會生活層面，以提供熟年世代更多元、更豐富的視野，達到「成功老化」的目標。「生理與心理層面」以常見的生理及心理疾病作為架構，集結了各大醫院的醫師與學者，以專業的角度介紹、分析，並以實務上豐富的閱歷提出具體的建議與提醒，不僅能提供患者及其家屬實用的醫護內容，更是一般大眾的預防保健寶典。「社會生活層面」則涵蓋熟齡生活的所有面向，包含人際關係的經營、休閒活動的安排及世代溝通的技巧等，使讀者能成功邁向擁有健康身體，且心靈富足的熟年生活。

本系列叢書重視知識的可信度與嚴謹性，並強調文字的易讀性與親切感，除了使讀者獲得正確的知識，更期待能轉化知識為正向、積極的生活行動力。我們深切地期望【養生智慧】系列叢書，能成為熟年世代的生涯良伴，讓我們透過閱讀，擁有更完整、更美好的人生。

三民書局編輯部　謹識

新版序

從早上五點多開診到下午一點多，為兩百位病友提供無酬服務，身為牙科醫師的大兒子與家庭醫學科醫師的小兒子都會問我同一句話：「老爸，這麼辛苦值得嗎？」

我總是回答：「有機會幫人、助人，再怎麼辛苦都值得！」生、老、病、死是每個人必經之路，只是，該健康、快樂活著的，為什麼會不能健康也不能快樂呢？

健康並不難！只要我們的身體、心理、社會與心靈都能夠處於最舒適的狀態，有了這些就能快樂，就是這麼簡單！

不容易的是，我們的身體出現一些症狀或警訊時，我們還傻傻地沒有發覺，或是發覺了卻還使用一些錯誤的方法來處理，傷到了自己或家人都還不自知，這是多麼可惜的事！

本書乃從門診中挑出病友們最常提出的症狀或問題來給大家參考，因為走對的路才會安全，才會健康，也才能成功。

做生意失敗可以從頭來，但是，健康只有一個，失去了就無法走回頭路；沒有健康就沒有事業，有健康才會更快樂。

期待大家看過這些問題的解說後，都能享有健康與快樂的人生！

李龍騰

二〇一九年九月

自序

您快樂嗎？

經過幾許風霜歲月的打拼，不管這樣子的成就您滿不滿意，都已付出，無怨無悔，接著，就是該想想如何保養自己，好好過剩下來的精彩日子了，不是嗎？

很多健康問題都是慢慢發生的，不一定在什麼時候出現哪一種症狀，尤其是癌症。拿肝癌來說，早期的肝癌是沒有任何症狀的，等到出現了體重減輕、黃疸或是胃口變差的時候，這種肝癌通常都已經轉移到其他的地方，或是大到無法用手術切除了！因此，早一步定期做好健康檢查對妳（你）我來說就變得很重要了。

很多器官會隨著年紀的增加而逐漸退化，這是自然現象，我們沒有辦法改變。但是，至少我們可以保護這些器官組織，不要讓這些退化來影響我們的日常生活，也可從一些症狀來判斷，到底是哪些器官組織出現了什麼樣的問題？要做哪些檢查？要做哪些處置？這就是本書要告訴大家的一些小常識。

掌握自己的健康就掌握了快樂！讓我們一起掌握健康！一起掌握快樂！

李龍騰

前言

錢再多，沒有健康的身體，就沒有心情使用；地位再高，沒有健康的身體，也沒有福分享受。所以，中高齡朋友們，顧好健康的身心，才是快樂幸福的第一步。

父母給我們的基因，我們只能感恩地接受，年輕時候無知，暴露在危害健康的因子下（例如酗酒、吸菸、嚼檳榔等），現在都無從後悔起。唯一能把握的就是當下，要小心、謹慎地過好上蒼恩賜給我們的每一天，就有賴均衡的飲食、適當的運動與休閒。再來就是要照顧好寶貴的身體，如果感覺不適，例如血壓升高、心跳加快、睡不好、腰痠背痛、頻尿等，千萬不要以為這只是年紀大了，自然就會出現的老化現象。應該盡速找個自己專屬的家庭醫師檢查一下，到底這是哪一種毛病的徵兆？要如何盡速處理？謹慎應對，才能讓我們的中高齡生活過得既健康又有品質。

有哪些徵兆是最值得中高齡朋友關心的呢？以下謹介紹一些特別值得我們小心的徵候與其簡單的處理方法，以供大家參考，也祝大家都有個健康又有品質的中高齡生活。

目次

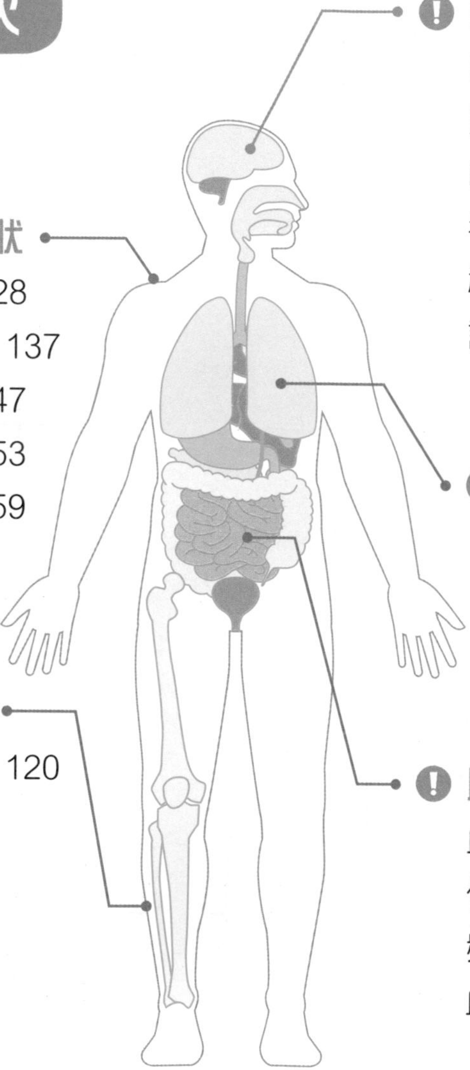

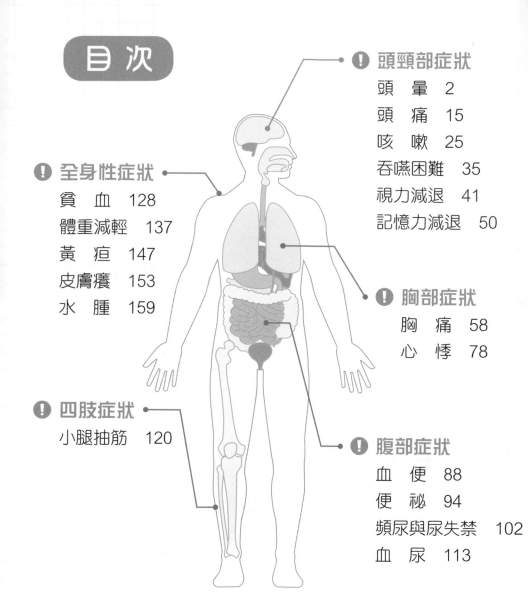

頭頸部症狀

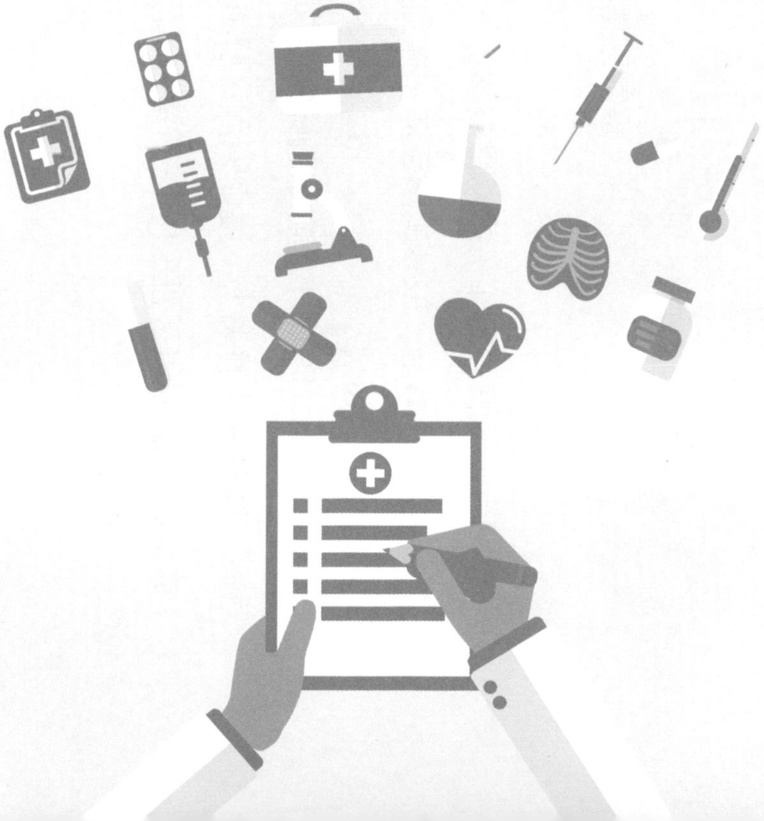

頭暈

李先生是個計程車司機，大清早就出門開車賺錢，才一出門口就感覺一陣眩暈，他趕緊抓住門框，沒有昏倒，卻覺得有點想吐。心想：「平常我不抽菸、不喝酒，又沒有高血壓，不可能是中風吧？還是進屋子裡躺一下再說。」

我們通常都無法精確地描述什麼是頭暈，反而經常會用「頭暈」兩個字來代表暈厥、輕微的頭痛、頭昏眼花，或是腳步不穩等的感覺。一般我們所說的頭暈，大抵上可以分為四種型態：

1. 眩暈：一種短暫地對空間有迷失與旋轉的感覺。
2. 頭部有輕飄飄的感覺。
3. 走路時感覺到不平衡的現象。
4. 快要昏倒的感覺。

一、人體的平衡機制（詳參考圖1）

人類想維持身體的平衡與正確的空間定向感，就需要視覺、本體感覺（我們身體上的肌肉對各個部份的動作所產生的感覺）與前庭功能都能相互協調，以及具有功能良好的中樞神經系統來共同配合。前庭功能包含了感知系統與動作系統，在我們的感知方面，耳朵裡的半規管、球囊與橢圓囊可以偵測身體在動態與靜態的姿勢，讓我們能夠判斷所要使用的動作力量的大小、動作速度的快慢與動作的方向等，引導我們的頭部與軀幹能夠保持在直立的狀態。並且能夠在不同的感覺環境下，統合來自本體感覺與視覺的訊息，以維持身體的平衡。可以說，人體的平衡是由內耳在控制的。內耳裡頭有骨性迷路與膜性迷路，骨性迷路包含前庭、耳蝸與半規管。耳蝸是負責偵測聽覺，半規管則負責偵測動態平衡的感覺。膜性迷路則包括前庭內的橢圓囊、球囊、耳蝸內的耳蝸管，以及骨性半規管內的膜性半規管。

隨著年齡增加，心血管疾病、糖尿病、退化性關節炎等生理性疾病，都可能導致我們的本體感覺喪失，再加上視力減退與中樞神經系統發生問題，也可能造成中高齡族群的行走功能障礙，尤其是眩暈症，更是造成中高齡族群跌倒與傷害的重要原因。

此外，前庭神經核與偵測運動的纖毛數量也會隨著年齡增加而減少，使得前庭視覺反射能力下降，降低了視覺代償能力（當本體感覺喪失，為了生活上的行動，會利用視覺代替、補償本體感覺）。年紀大了當然視力會減退，周邊神經系統的功能也會降低，因而會使得頭暈的機會大大地增加。

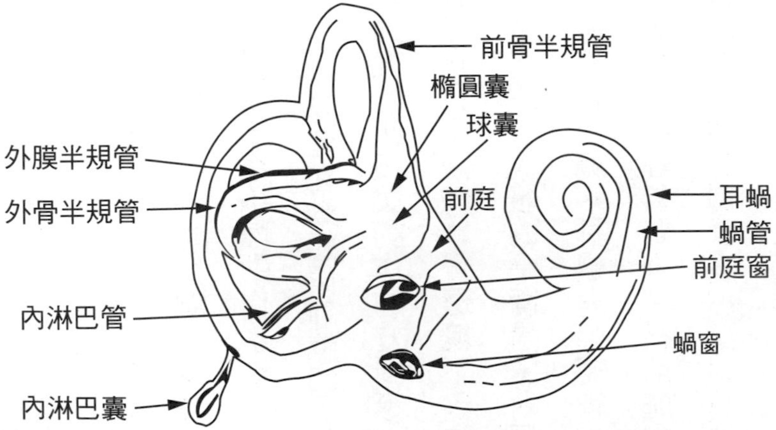

圖1 右側骨性迷路與膜性迷路示意圖

二、造成頭暈的原因

使用某些藥物之後可能造成頭暈，例如有些抗生素（鏈黴素等）、抗癲癇藥（Dilantin）、抗憂鬱藥、降血壓藥、利尿劑（Lasix 等）、水楊酸、鎮靜劑等。頭暈也可能是某些疾病的症狀，比較常見會造成頭暈的疾病有以下幾種：

㈠良性的姿態性陣發性眩暈

這是一種常見的眩暈疾病，這種人在起床、躺下或在床上翻身時會感覺到一陣眩暈，甚至抬頭看天空時也會眩暈，持續的時間通常小於1分鐘。這是由於一側內耳的後半規管內有不該有的耳石，當頭部姿態突然改變時，耳石會刺激到後半規管內的平衡神經，因而導致眩暈。因為耳石是飄浮在半規管內的碳酸鈣結晶，所以當姿態突然改變時，眩暈的發生會有一點時間延遲。由於平衡神經會因持續刺激而遲鈍，所以姿態改變多次的時候，眩暈的強度也會有所減少。

這種症狀常是一側的後半規管受影響，所以當頭偏向某一側時就會暈，偏向另一側時就不會暈。即使不治療也可能會好，不過還是找耳科醫師看一下比較適當。

㈡梅尼爾氏症

又稱為內淋巴水腫，是造成陣發性眩暈的常見原因之一。最常發生在中年人，高齡者偶爾也會發生。這種人常常都會感到一陣莫名其妙的天旋地轉、噁心、嘔吐、聽力障礙、耳鳴，以及耳朵有悶塞感。它有三個典型的症狀：旋轉性眩暈、耳鳴與時好時壞的聽力喪失。在發作的早期，可能只出現其中的一或兩項症狀，大約有三分之二的病人會以眩暈為主要症狀。眩暈可持續2個鐘頭甚至到2、3天之久，常伴隨耳鳴（耳朵嗡嗡叫或吱吱叫的感覺），有的人會出現像是耳朵被塞住或者是耳朵裡面有東西的感覺，也有人會產生輕度的低頻聽力喪失。大部分的梅尼爾氏症是可以利用藥物來加以控制的。

㈢前庭神經炎

此病大多好發於中年人身上，真正的原因不明，一般猜測與病毒感染有關。常在感冒後數週就突然發生眩暈，有的會伴隨著噁心、嘔吐、臉色蒼白、走路不穩等症狀，症狀一般會持續數天甚至1、2個禮拜之久。比較特別的是，這種眩暈發作的時候，並不會合併有聽力障礙或耳鳴等現象。

㈣失用性失衡

這是由於老年人有某種健康問題而造成部分肌肉不使用，肌肉因而發生萎縮失用，身體平衡感變差，所以容易跌倒。

㈤漸進性上核痲痺

這是一種少見的大腦病變，因為該部分的神經退化而引起嚴重的、漸進性的問題，包括失去步履的控制能力等。患者常有情緒與行為的改變，包括出現憂鬱與臉部無表情。由於侵犯到控制運動神經的部分而使患者逐漸形成癱瘓，最常出現的症狀是走路時失去平衡、無緣無故跌倒，有些病人甚至會描述說因為感覺眩暈才跌倒的。

(六)巴金森氏症

這是一種慢性中樞神經系統退化性的失調，這種失調會損害我們的動作技能、語言能力等。其明顯症狀有肢體僵硬，較難踏出第一步，運動遲緩，顫抖（像搓圓仔般的手抖）、撲克臉（臉無表情）、步態異常（踏出步後會往前小步衝，好像煞車失靈）。造成巴金森氏症的病因至今仍然不是十分清楚，推測可能是大腦底部基底核以及黑質腦細胞快速退化，因而無法製造足夠的神經引導物質多巴胺和膽鹼的作用增強所致。這類病人也常會以頭暈來表現他們的症狀。

(七)小腦性運動失調

小腦受損所引起的症狀很多，包括肌肉的張力降低；判斷距離的功能或判斷動作範圍的功能受損；一個動作會分成好幾個部分來組合，而不是平順的一次完成；行走時會出現兩腳之間距離過寬的步態，因而造成步伐不穩、不規則、甚至搖搖欲墜，身體會偏離前進的方向；說話不順暢；眼睛出現規則性的震顫等。上述這些問題也常常會伴隨著頭暈一起發生。

(八)姿勢性低血壓

當我們的姿勢從平躺變成站立時，血壓如果有明顯下降，就可稱為起坐性低血壓，或稱為姿勢性低血壓。姿勢性低血壓的定義是收縮壓突然下降超過20毫米汞柱，或是舒張壓突然下降超過10毫米汞柱以上。姿勢性低血壓所產生的症狀有頭暈、頭痛、視力模糊，或是暫時性的視覺消失、虛弱、嗜睡，甚至昏厥。姿勢性低血壓只是一種表徵，許多疾病或是使用某些藥物都有可能產生，例如：

1. 嚴重的消化性潰瘍併出血、痔瘡大量出血、嚴重的嘔吐或腹瀉，或是因為過度流汗而造成嚴重的脫水時，都可能會造成體內的血液量不足，因而引發姿勢性低血壓。

2. 自主神經系統的問題：老年人因為自主神經系統機能的退化，正常調節血壓的機轉無法在短時間內達成，很容易有姿勢性低血壓發生。糖尿病併發產生的神經性病變、酗酒引起的神經病變，或因為脊椎神經受傷或是病毒感染後所引起的神經病變等，也都可能會使自主神經機能受損，因而造成姿勢性低血壓。

3. 心臟疾病：例如突然發生心肌梗塞或是心率不整。此外，嚴重的心臟衰竭、心肌病變、主動脈瓣狹窄、心包膜發炎等，也可能因為從心室打出去的血液量受限制，血流量不夠，因而造成姿勢性低血壓。

4. 高血壓病患在使用某些藥物，例如 α 阻斷劑等，也可能造成姿勢性低血壓。

(九)常壓性水腦症

是一種好發於老年人的水腦症，患者由於腦脊髓液積聚、腦室擴大，造成腦神經組織的牽扯與損傷，臨床表現包括步態不穩，可能伴隨輕微的失智與尿失禁等症狀。患者走路的步伐會很小，好像踩著碎步在前進，有些患者會被誤診為巴金森氏症。由於腦脊髓液不斷積聚在腦中，壓迫腦部神經，患者會越來越健忘。另外，由於膀胱功能受影響，患者在初期時有頻尿的困擾，嚴重者甚至會大小便失禁。

此症的診斷主要是靠臨床的症狀，以及電腦斷層掃描、核磁共振攝影的輔助，一旦確定診斷，主要以外科手術引流積聚的腦脊髓液來治療。大多數常壓性水腦症的病人是找不出原因的，少數可追溯病因為腦部出血、長腫瘤或感染等所引起。

(十)頸因性頭暈

可能是因為基底動脈的血流量不夠，或是上述本體感覺輸入有所變異（也就是說，我們的感覺有異常，使得肌肉無法完整地對身體的各個動作產生感覺），或是自主神經叢的過度刺激所造成。這種情形通常檢查不出耳朵裡或神經學上有任何顯著的不正常，卻感覺到頸部有不舒服與失衡感，常會被誤認為是頸椎的退化性關節炎所造成的頭暈。

㈩暫時性大腦缺血

一開始發生暫時性大腦缺血時，有很多人是以眩暈來表現的。有些慢性病患者，例如罹患糖尿病、高血壓、高血脂症、腦血管或心血管疾病的病人，有較高的風險發生此症。此時眩暈現象可以持續10分鐘至2個小時之久，也許並沒有伴隨其他明顯的神經學症狀，而眩暈症狀在一天內就恢復了。

醫師小叮嚀

有些老年人也常有多重感覺性失衡，包括出現無力、無法穩定地站立與行走等症狀。這種情形通常發生在罹患多重疾病的高齡長者身上，例如患有糖尿病、高血壓、心臟病與關節炎等，使得老人家的視力變差，本體感覺傳輸到前庭的訊號降低，因而造成嚴重的失能，此時就必須小心檢查老人家是否前庭功能不好，而不要一口就咬定是因為年紀大了，自然就會造成這樣子的頭暈。

以頭暈發生的時間來分，我們也可以把頭暈分為突然發生的暫時性頭暈與慢性持續性頭暈兩大類。持續性的頭暈有一些是具有慢性疾病或心理方面的問題；而突然間發生的暫時性頭暈，則比較需要特別注意有無像中風等急性問題發生的可能性。

由以上的說明可以看出，造成頭暈的原因很多，也很複雜，千萬不要一有頭暈就只想到貧血，而忽略了須及時處理的大問題。

健康BOX

預防跌倒的方法

前文中提到，頭暈是造成中高齡族群跌倒與傷害的重要原因之一。老年人的骨骼較脆弱，一旦跌倒，造成的傷害會比年輕人嚴重許多，因此如何預防跌倒就相當重要。建議可找出造成跌倒的可能原因，並做好以下的動作：

★定期練習肌力、柔軟度和身體的平衡。

★請醫護專家檢視所使用的藥物有沒有一些作用或副作用可能會造成跌倒。

★隨時檢測我們的居住環境（包括燈光亮度、扶手、地板等）會不會造成跌倒。

★選擇適當的鞋子穿，以避免跌倒。

頭　痛

人一緊張就常會頭痛，林祕書每天跟隨老闆跑東跑西，非常忙碌，平常就有頭昏經驗的她，最近卻演變成頭痛，她心想：「難不成我的腦子裡長了什麼東西？」

一、頭痛的定義

頭痛是指在頭部或肩膀以上的位置發生局部或全部的疼痛，許多頭部和頸部問題的症狀都是以頭痛來表現的。我們會感覺到頭痛，是由於腦部附近的痛覺感受結構出現了失調所致。有時候，頸部的痠痛也會被我們解讀為頭痛。

二、頭痛的原因

頭痛的原因有很多，從輕症的眼睛疲累到靜脈竇洞的發炎，到嚴重威脅生命的腦炎、腦癌、腦膜炎及大腦動脈瘤等都可能會引起頭痛。發生頭痛對我們身體的幾個大系統都可能會有不良的影響，也可能會引發或輕或重的病徵，所以不可輕忽。

頭痛大致可以分為「原發性頭痛」與「續發性頭痛」兩大類。原發性頭痛一般是良性的，經常性發生頭痛，但是找不到潛在疾病或結構問題，例如偏頭痛就是一種原發性頭痛。續發性頭痛則是指由某種疾病所引起的頭痛，例如由於感染症、頭外傷、血管疾病、腦出血或腫瘤所造成的頭痛。續發性頭痛可能是無害的，但也可能是很危險的。

㈠原發性頭痛

原發性頭痛的意思就是找不到確切病因的頭痛，最常見的類型就是偏頭痛和緊張型頭痛，它們各具有不同的特性。典型偏頭痛的表現是具有搏動式（一陣一陣地發生）的頭部脹痛，會有噁心、怕光和怕聲音的現象，遺傳因素與環境因素都扮演很重要的角色。而緊張型頭痛則通常會在頭部的兩側出現非搏動式的「帶形」（像一條帶子一般）壓力般，會感覺到頭重重的，又稱為緊張性頭痛，或稱為肌肉收縮性頭痛。顧名思義，就是頸部、肩部和上背部的肌肉過度緊張，致使頸部頭部周邊的肌肉也形成過度緊張，從外部摸起來覺得緊緊的，加上局部血液循環不良，就會加重局部的發炎程度，因而形成慢性的疼痛。止痛藥只是治標，根本解決之道還是處理和釋放壓力。

其他非常罕見類型的原發性頭痛還包括：

1. 叢集性頭痛

以短時間發生劇烈疼痛來表現，通常都是在單邊眼睛周圍發生，且可能伴隨一些自主神經症狀（包括眼睛變紅、鼻塞等），多數人每天都會在同一時間發生。

2. 三叉神經痛

此類頭痛是發生在臉上的三叉神經所分布的區域內。通常會在面頰、下顎或口腔內，出現像針刺、刀割，或像被電到一樣的劇烈疼痛。三叉神經痛會在某些情況下被引誘出來，例如有東西碰觸到臉、打哈欠，或是冷風吹到臉等都可能會引發疼痛。

3. 單側持續性頭痛

是一種持久性單側的頭痛，通常不會轉到另一側，一般在痛側會伴隨發生結膜充血或流眼淚、鼻塞或流鼻水、眼瞼下垂或瞳孔縮小等現象。

4. 原發性咳嗽性頭痛

在咳嗽、打噴嚏或用力（任何可能增加頭部壓力的用力）之後，突然開始發生持續數分鐘之久的頭痛。

5. 原發性勞力性頭痛

在運動中或運動後發生悸動性、搏動性的頭痛，引發頭痛的機制尚不清楚。這些頭痛可以透過避免太激烈的運動來預防。

6. 原發性性關連頭痛

是一種在性行為當中所發生的雙側性頭部悶痛，而且在性高潮時更為嚴重。

7. 睡眠頭痛

睡著之後數小時內發生持續 15 至 30 分鐘的中度劇烈頭痛。頭痛可在夜間多次出現，通常是發生在中老年婦女身上。

㈡續發性頭痛

此類型頭痛是由於頭部或頸部的其他部分問題所引起的。其中一些是沒有害處的，例如頸源性頭痛（因為頸部肌肉疼痛所致）。藥物濫用性頭痛，可能會發生在那些因為頭痛而使用過量的止痛藥所引起，矛盾地導致頭痛更為惡化。導致續發性頭痛較為嚴重的原因包括：

1.腦膜炎

腦膜發炎，可以是細菌性或是病毒性的，一開始以頭痛、發燒來呈現，接著出現頭部僵硬，甚至嘔吐。

2.出血性腦中風

這是一種腦內出血所造成的中風，病人可能會伴隨著突然發生的頭痛，其原因也有可能是腦內有動脈瘤或動靜脈血管畸形破裂所造成。

3.蜘蛛網膜下腔出血

或是動靜脈畸形造成破裂引發顱內出血，曾因頭部受傷等因素造成蜘蛛網膜下腔出血急性發作，病人會有劇烈性頭痛、頸部僵硬等症狀。

4.腦部腫瘤

一開始可能毫無症狀，隨著腫瘤變大，會有沉悶性頭痛，在從事耗力性活動時頭痛會加劇，之後就因壓迫與腦壓升高等，造成噁心、嘔吐等現象。

5. 顳動脈炎

是動脈的發炎性疾病，常見於中老年人，偶爾會出現發燒、頭痛、無法咀嚼、在太陽穴位置的血管會有壓痛等現象。

6. 急性閉角型青光眼

眼球壓力增加所致，頭痛，眼睛也痛，視力模糊、怕光、噁心，有時有嘔吐現象。

還有一些少見的頭痛，包括：

1. 雷擊式頭痛

指如雷擊般地突然產生的劇烈頭痛，頭痛會在開始的第一分鐘內即達到最嚴重的程度，並且會持續幾個小時不等，是所有頭痛中最教人印象深刻的一型。此種頭痛不可與蜘蛛網膜下腔出血混淆，可透過核磁共振攝影與腦血管超音波來診斷。首先要先排除有無腦血管動脈瘤，並確定有無蜘蛛網膜下腔出血的可能，接著則要確定有沒有腦血管收縮，是否會增加中風的風險。

2.可逆性腦血管收縮症候群

頭痛通常是突然發生，在 1 分鐘內就痛到極端，最痛的位置通常從後頭部開始，然後擴散到整個頭的劇烈疼痛。頭痛的時間通常很短，平均約 1 至 3 小時內頭痛就會緩解，有些人甚至幾分鐘內就開始緩解，所以有時會被忽略而沒有求醫。這個病的致病因素目前還不太明瞭，推測可能與交感神經或副交感神經系統的興奮性起伏有關，使用鈣離子阻斷劑可以使血管壁的肌肉放鬆，不但可以避免頭痛反覆發生，也可使血管的不正常收縮處放鬆，降低中風等併發症的風險。

3.低腦壓性頭痛

自發性顱內壓力降低的最主要症狀是姿態性頭痛，病人站立或坐著的時候頭痛會加劇，躺下來頭痛就會明顯改善或消失。比較常見的是兩側、非血管性搏動式的頭痛，病人做閉氣而肚子用力的動作時，就會造成頭痛加劇。除了姿態性頭痛外，常合併脖子痛或僵硬，可能往下延伸造成下背痛，也常合併噁心、嘔吐的症狀。視覺和聽覺也會有問題，包括複視、有回音、聲音變得不清楚、耳鳴，甚至聽力喪失。

可透過腦脊髓液檢查、核磁共振攝影檢查，或電腦斷層之脊髓攝影檢查與同位素腦池攝影檢查來診斷。

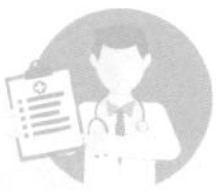

醫師小叮嚀

頭痛最擔心的還是腦瘤、中風、腦動脈瘤破裂或腦膜炎等疾病。有些頭痛的確是某些嚴重神經疾病的預兆或症狀，中高齡朋友如果有頭痛，且出現下述的徵象就必須盡快就醫，包括：

1. 突發性的頭痛、劇烈的頭痛，或是從來沒有如此痛過的頭痛。
2. 以前很少頭痛，最近幾個月或幾個星期才發生的頭痛，而且疼痛有越來越嚴重、持久的趨勢。
3. 頭痛伴隨其他症狀，例如發燒、噁心、嘔吐、手腳麻木、頸部僵硬、走路不穩、視力異常、記憶力減退、嗜睡昏迷等情況。

健康BOX

好的睡眠品質可預防頭痛

頭痛和睡眠有許多關係，頭痛會干擾睡眠，有些睡眠障礙則會造成頭痛。睡眠障礙包括失眠、日間嗜睡或是睡眠期間出現異常行為，例如睡眠呼吸中止症候群，就是指睡眠期間發生多次短時間無法自行呼吸的情形，有此症的病人常抱怨起床時頭會痛。如果患者在早晨出現頭痛的情形，可能是睡眠障礙所致。

健康成年人的睡眠是每晚 8 個小時，定時入睡。若同樣 8 小時，但被分割成若干片段的睡眠，還是無法達到提振精神的效果。睡眠中斷很容易導致頭痛，所以對於慢性頭痛的病人來說，良好的睡眠可以預防頭痛的發生。

咳　嗽

王媽媽最近迷上打麻將，因為退休了，找人互動聽說比較不會得到老年癡呆，打了2、3個禮拜的衛生麻將，也有小賺，卻天天咳嗽。以為是老了、支氣管比較敏感所致，吃咳嗽糖漿過幾天應該就會好。哪知，某天發現痰裡面竟然有血絲。

一、咳嗽的發生機制（詳參考圖2）

咳嗽是一種反射性動作，但是我們仍然可以用意志力來引發咳嗽或壓抑咳嗽這個動作。從咳嗽的誘發機制來說，當咽、喉、氣管、支氣管、肺部、肋膜、縱膈、橫膈、食道、胃這一條路徑上，或是在外耳道等地方的神經末梢受體上，有接收到發炎性、機械性、化學性、溫度上，或者是神經上的刺激時，這些神經傳導就會由三叉神經、舌咽神經、迷走神經和橫膈等的神經，上行到延腦的咳嗽中樞，再往下經由迷走神經、橫膈、脊髓神經、三叉神經、顏面神經、舌咽與副神經等，下行到咽喉、橫膈與腹部的相關肌肉，使之收縮而引發咳嗽。

肺部是人體老化速度最迅速的器官之一。我們的肺功能大約從 30 歲就會開始退化，60 歲以後，退化的速度就會加快。如果有吸菸的習慣，或是常常暴露在空氣污染的環境下，或是罹患肺部疾病時，退化的速度就會更為加快。

由於年齡的增加，肋骨會慢慢鈣化，肋間肌肉的強度也會慢慢減弱，呼吸肌肉的強度與耐力也會逐漸變差，氣管與支氣管的直徑會慢慢變大。肺泡逐漸變平，肺泡中膈會逐漸變薄或消失，可進行氣體交換的肺泡總面積大約每年會減少 0.4%。肺泡上的微血管數目會逐漸減少並發生纖維化，肺泡壁上的彈性蛋白會斷裂，肺泡的基底膜也會變厚，導致肺活量逐漸往下滑。如果把 25 歲的肺活量看作是一生中的巔峰，到了 45 歲時就只剩下 94%，到了 65 歲時就只剩下 87%，到了 80 歲以上時，

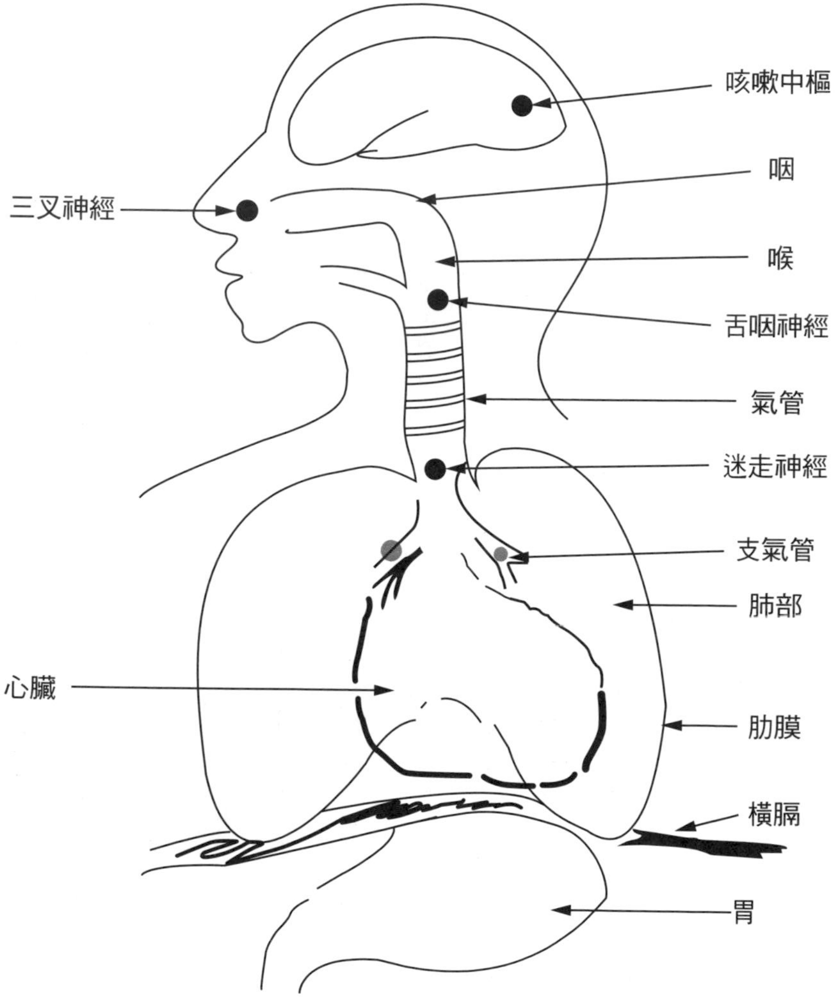

圖2 咳嗽發生機制示意圖

肺活量就只剩下 25 歲時的一半了。

肺部是保護我們身體的屏障之一，它有些特殊的防衛機制，包括咳嗽、黏膜細胞纖毛清除運動、由黏膜分泌免疫球蛋白，以及用肺泡吞噬細胞來吞噬細菌等。當我們的年齡越來越大時，咳嗽的功能會減退，氣管上黏膜細胞的纖毛清除異物的效率也會減低，氣管黏膜所分泌的免疫球蛋白的量也會減少，抵抗力就會下降，再加上肺泡吞噬細胞的功能也會變差，使得我們比較容易罹患肺炎與慢性支氣管炎。而且，一旦呼吸系統出現了問題，它的恢復期也會比較長。

二、引發咳嗽的原因

引發我們咳嗽的原因很多，例如異物吸進呼吸道內，咳嗽會非常劇烈；一般吸入刺激物所造成的刺激，包括吸菸、空氣太冷或太熱，或者是污染物（包括一般化學物質或 PM 2.5 微小顆粒），也都會引發咳嗽，此時可能還會伴有呼吸困難的現象。

許多疾病也會引發咳嗽，需多加注意：

(一)細菌或病毒感染

整個呼吸道，從上到下每個地方所發生的感染症，都可能造成發炎性刺激，因而引起咳嗽或加重咳嗽，包括痰液的分泌、鼻涕倒流，或者是肺門部位的淋巴結腫大引起氣道直接壓迫等。此類病患除了咳嗽之外，也可能有發燒、發冷、胸痛與出現黏液膿痰等現象。

(二)呼吸道疾病

1. 過敏性呼吸道疾病

例如過敏性鼻炎或氣喘的發炎性反應、分泌物的增加、鼻涕倒流，以及支氣管的收縮等，都會引發咳嗽。但過敏性鼻炎病人還是以打噴嚏、流鼻水、鼻塞為主要症狀；而氣喘病人則以喘鳴、呼吸困難，和咳出黏液性痰為主要症狀。

2. 支氣管擴張症

支氣管末端因為慢性發炎等造成擴張現象，引起痰多或排痰困難，常因此造成細菌感染而引發咳嗽。咳出來的痰，可能是大量有臭味的黏液膿痰。

㈢肺部疾病

1. 慢性阻塞性肺部疾病

有慢性支氣管炎或肺氣腫的人，呼吸道黏膜纖毛會遭到破壞，纖毛的清除能力受損，排痰的能力也降低。再加上感染症會增加分泌物，若又加上吸菸的直接刺激，咳嗽就更不易控制，有的病人甚至發生喘鳴以及呼吸困難等症狀。

2. 肺栓塞

肺部的血管因故造成栓塞，會引起局部病灶之刺激，或引發支氣管收縮，因而加重咳嗽。可能也會伴有呼吸困難、胸痛與咳血等現象。

3. 肺水腫

有很多原因會造成肺水腫，例如高山症。心臟因素所造成的肺水腫會比非心因性疾病所造成的肺水腫容易咳嗽，痰也會比較多。可能有突發性呼吸困難、盜汗、嘴唇黏膜與手腳皮膚發紫等現象，咳出來的痰可能帶有泡沫與血絲。

4. 氣　胸

空氣從肺部跑出，造成肺部與肋膜受到刺激，就會引起乾咳。可能會有突發性的尖銳胸痛，以及呼吸困難等現象。

(四) 胃食道逆流

胃食道逆流所造成的胃液刺激，發生在胃與食道交接處，就會有心口灼熱感，躺平時會刺激到咽喉，並會引發咳嗽。

㈤腫　瘤

不管是鼻咽、咽喉、氣管、支氣管、肺或縱膈腔等處發生腫瘤，都可造成局部刺激，以及對呼吸道的機械性壓迫而引發咳嗽。肺癌病患發生咳嗽時，通常已是較後期，常有體重減輕、胸痛與呼吸困難等症狀。

三、咳嗽的檢查

醫師會詢問有無其他過敏病史，例如氣喘、蕁麻疹、過敏性鼻炎等，以及有無過敏的家族史等，再詳細檢查體溫、心跳、血壓與呼吸速率，聽診肺部的呼吸聲音與肺部敲診，接著會進行一些必要的血球相與數目檢查。此外，胸部X光攝影檢查可以看出有無胸內腫塊、肺部實質浸潤、肺部淋巴結腫大、心臟擴大、肋膜積水等。尤其是咳嗽超過2、3個星期者，應檢查痰裡面是不是有一般細菌或是結核桿菌。

對於有慢性阻塞性肺病或氣喘的病人，為了確定診斷與做治療效果的評估，利用肺功能檢查也有很大的幫助;對於高度懷疑有很少見的氣管內或支氣管內病灶的病患，可以進行支氣管鏡檢查;如果是懷疑有支氣管與食道之間的病灶（例如吞嚥困難或有瘻管等），可能需要靠鋇劑食道造影檢查;如果是懷疑由心臟衰竭等造成的咳嗽，就可能需要進行心臟超音波檢查等。若要進一步查出是否是肺癌或肺栓塞所造成的咳嗽，就需要進行痰的細胞學檢查、胸腔電腦斷層攝影檢查與血管攝影檢查等。

醫師小叮嚀

造成咳嗽的原因有很多，中高齡朋友如果咳嗽2週以上還沒有改善時，除了考慮一般感冒的後遺症之外，還要想到有無其他疾病的可能。近年來肺癌一直為國人癌症死因之首，不得不特別小心。也不應認為咳嗽是小事，自行買止咳藥來吃即可，以免誤了健康。

健康BOX

關於痰的二三事

支氣管會分泌黏液，1天分泌大約100毫升左右。這種黏液包覆在支氣管的內壁上，對支氣管具有保護功能。感覺喉嚨有痰時，其實是經由口腔、鼻腔、氣管、支氣管等處的黏膜分泌物，混入了塵埃、病毒、過敏原，也可能是因為上呼吸道感染，導致黏膜受到刺激分泌大量的黏液，因而藉由咳嗽來排出這些物質。

一般來說，痰量增加有幾個原因，例如年紀大代謝能力變差，因此年長者比年輕人容易有痰；天氣冷時，容易因感冒而有痰；吸菸的人痰會比較多；空氣品質不好時，容易吸入塵埃刺激呼吸道，痰的量也會增多；有細菌或病毒感染時，身體自然會用咳痰的方式來幫助排出；有呼吸道方面過敏的人，也會有痰多的症狀。

吞嚥困難

喜歡美食是人的天性，李媽媽是個美食專家，有好吃的總不會放過。不過，最近感覺心情不是很好、吃不太下，又好像是東西吞到喉嚨就吞不下去……。

一、吞嚥困難的定義

吞嚥困難是指食物無法順利地從口腔經過咽部進入胃裡面，有些人甚至會出現嗆咳的現象，造成食物因為肌肉控制不佳或是協調不佳而掉進氣管內，嚴重的時候可能會因此導致肺炎。

正常的吞嚥動作可以分為三個階段（詳參考圖3）：

1. 口腔期

食物經過咀嚼後與唾液混合成食團，再由舌頭將食團向後推送以引起吞嚥反射。

2. 咽喉期

在吞嚥的時候，咽喉部會往上提，咽部與食道之間的括約肌就會放鬆，使食團能夠順著咽部肌肉的蠕動方向進入食道裡。

3. 食道期

食團通過食道而進入胃中，一旦食團進到胃裡面，食道與胃之間的括約肌就會關閉起來，以避免食物逆流入食道裡。

年紀越大，口腔黏膜會萎縮，微血管的供應減少，唾液腺的腺泡細胞有部分會被結締組織或脂肪組織取代而稍有減少，耳下腺分泌唾液的量也會減少。加上牙齒的牙釉質與象牙質磨損，象牙質的再生能力減退，牙髓萎縮與纖維化，牙根變得細小且比較脆弱，牙齦包住牙齒的部分往後退，使得牙堊質露出。種種的變化讓老年人容易有牙周發炎與發生蛀牙的情形，致使老年人容易因為失去牙齒而面臨咀嚼功

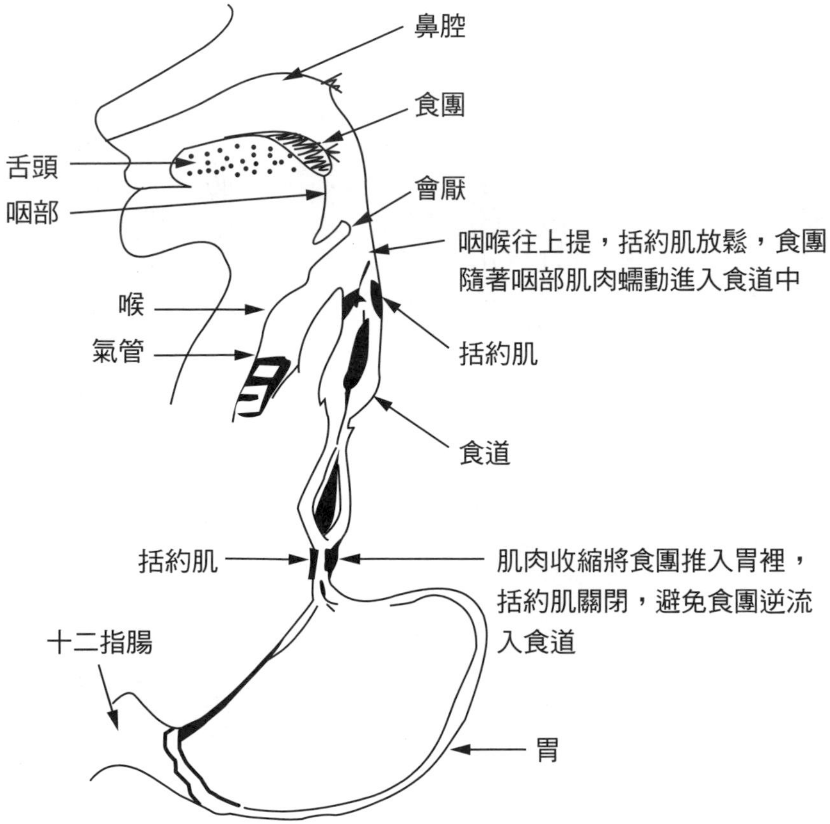

圖 3 吞嚥動作解剖示意圖

能不良的狀況。又因年齡的關係，口腔咀嚼的效率變差、味蕾的數目減少、吞嚥的協調性下降，都會影響老年人的正常飲食，而容易造成營養不良。再者，年齡增加，食道上三分之一的橫紋肌與下三分之二的平滑肌會變得肥厚，食道肌肉層內的節細胞數目減少，食道蠕動收縮的幅度減小，多少也會影響到吞嚥功能。

二、造成吞嚥困難的原因

由上述可知，老年人的吞嚥功能會比年輕時來得差，但如果發生吞嚥困難時，也不宜輕易認定就是老化的正常現象，因為吞嚥困難也可能是疾病所造成的。一般會造成吞嚥困難的原因可以分為兩大類：

㈠運動性吞嚥困難

因上述支配吞嚥步驟所需要的肌肉或神經發生了問題所造成，比較常見的病況是中風以後所造成的吞嚥困難（怕因此嗆到造成吸入性肺炎，所以進食時需要透過鼻胃管來灌食）。也可能是其他疾病所造成，例如巴金森氏症、瀰漫性食道痙攣、食道硬化症、食道失弛緩症（食道的下端因為不明原因缺乏副交感神經節，致使食道下部的括約肌持續收縮、無法舒張而形成吞嚥困難）等。

㈡機械性吞嚥困難

指吞入的食物太大、哽住食道，或是因為食道腔太狹小，食團無法吞入所致。造成食道狹小的原因可能是因為食道長了腫瘤、發炎、潰瘍結痂，因而縮小了食道的直徑所致。

醫師小叮嚀

吞嚥困難是老化常見的現象之一，但也可能是疾病所導致。中高齡朋友在吃東西時，如果發現有吞嚥困難的情形，建議求醫進一步檢查是否有上述疾病發生，定期做好身體檢查，才能保持我們的身體處於正常的狀態。

健康BOX

牙周病不可輕忽

牙周病是牙周組織的疾病，是因積聚在牙齦邊緣的牙菌膜所分泌的毒素，造成牙周組織發炎。主要特徵是形成牙周袋及發生袋壁的炎症、牙槽骨吸收，嚴重者牙齒會逐漸鬆動。牙周病是導致中老年人牙齒喪失的主要原因。

牙周病早期一般並無任何症狀，可能會出現牙齦紅腫和口臭。病情嚴重時，就會牙齒鬆動、牙縫增闊、牙齦萎縮以及整顆牙齒鬆脫，嚴重地影響到咀嚼的功能。

牙周病的預防之道：掌握正確的刷牙方法，飯後和睡前要刷牙，保持口腔衛生，對不易去除的食物殘渣、牙垢及牙菌斑，用牙線和牙間刷進行清潔。定期檢查，每半年要洗牙。不要吸菸，吸菸者罹患牙周病的機率是非吸菸者的3倍；重度吸菸者則高達7倍。

視力減退

蔣總經理日理萬機、管內管外，連滑個手機都沒時間，最近覺得看遠看近都怪怪的，難道是老花了嗎？還是有白內障？

一、視力的機制（詳參考圖4）

視覺是利用我們的視覺器官，把光波刺激轉換成視覺衝動，再經由視神經傳到視交叉與視束，再傳到腦部的外側膝狀體，接著經過視輻射而抵達枕葉，這就產生了視覺。

我們的眼睛是一個球狀體，它的最外層是角膜，往內有虹膜（又稱虹彩）所構成的瞳孔，再往內是水晶體和玻璃體，最裡面則是視網膜和視神經。角膜和水晶體因為沒有血管，所以正常顏色是透明的。虹膜就是一般所稱的眼珠，正中央是瞳孔。玻璃體就像是透明的果凍，最底層的視網膜富含血管和神經，這一整個結構中如果有任何一個部分出現了混濁，就會影響到視力。當然，往後延伸的視神經、視交叉、視束，到外側膝狀體、視輻射，直到大腦枕葉的這條路徑上有任何地方出問題，也都會影響到我們的視覺。

年長者的視覺器官多少會有退化現象，所以視力通常也會退化。隨著年齡增加，我們眼球周圍組織的彈性會變差，眼球外圍的脂肪會漸漸消失，眼球也會略為向下沉陷，眼瞼就變得比較鬆弛，而且可能會阻擋到視線。年紀大了，虹膜會變硬、瞳孔變小，因此，對光的反應也變得比較遲緩。水晶體（也稱晶狀體）裡面的蛋白質也會因為年紀增加而有變性及脫水現象，會呈現不透明的黃色，最後形成了障礙物而阻擋到視線。年紀大了，水晶體的調節能力也會變差，視力的敏銳度也就跟著變差，這是很自然的現象。

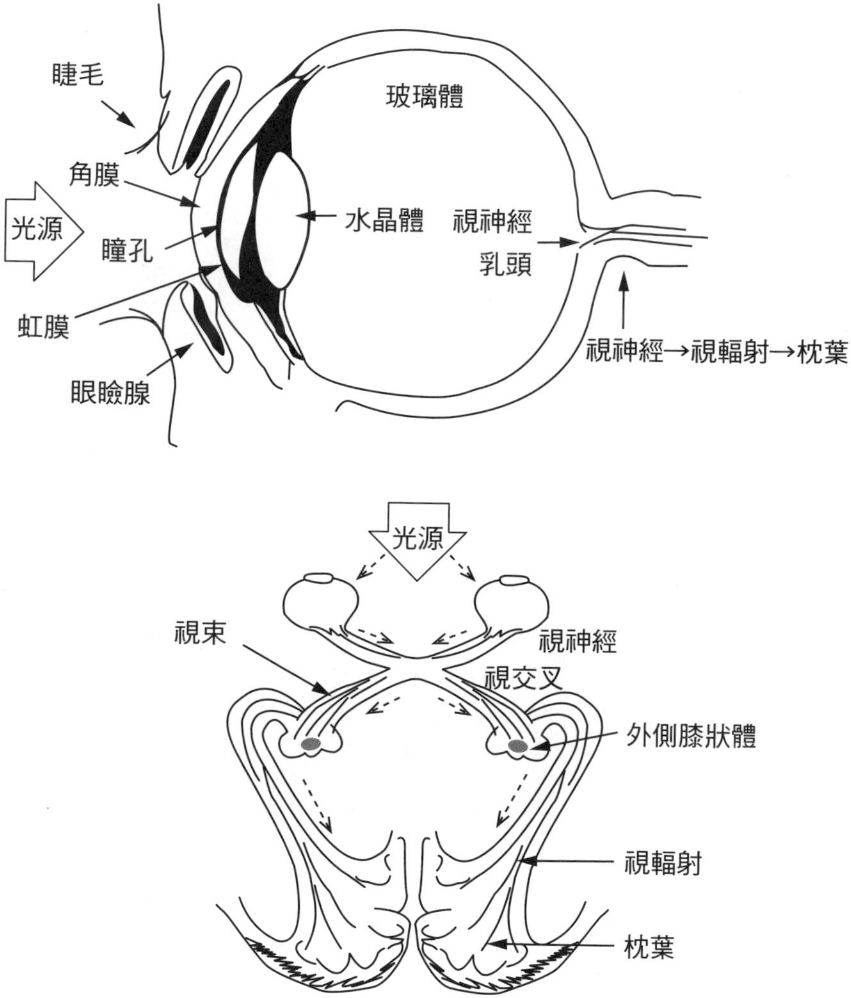
睫毛
玻璃體
角膜
光源
水晶體
視神經
瞳孔
乳頭
虹膜
視神經→視輻射→枕葉
眼瞼腺
光源
視束
視神經
視交叉
外側膝狀體
視輻射
枕葉

圖4 視覺解剖示意圖

二、引起視力減退的原因

人到了一定年紀，視力自然會退化，除了常見的老花外，導致視力退化的因素還有很多，以下分別介紹。

㈠老　花

引起視力模糊最常見的原因是老花。老花是指眼睛出現老化而導致水晶體對近的物品不能對準焦點所致，所以在看近物時會感到模糊。早期的症狀是在暗一點、近一點，或者是看東西看久一點的情況下，就會感到眼睛疲勞，或是感覺到視力模糊的現象。

㈡白內障

這是因為我們眼睛的水晶體產生混濁所致。當兩眼看遠與看近都感覺模糊的時候，就要想到是否罹患了白內障。白內障通常是發生在50歲以後，但是，如果早期有過運動傷害，或者是從事電焊工等職業的人，由於眼睛長期曝露在強光之下，也可能會提早發生白內障。

(三)突發性視力變差

如果平常視力很好，突然間視力變差，就要非常小心，這常常是因視網膜剝離或者是視網膜出血所致。其他像是糖尿病、高血壓、膽固醇過高，以及紅血球太多的人，可能因為血液黏稠，導致血管阻塞、破裂，也會造成玻璃體出血，使得原本透明的玻璃體出現血塊遮蓋視力，就會造成視力模糊，不可以誤以為是老化所致。

(四)黃斑部病變

黃斑部為視覺功能最敏感的地方，也是視網膜中影響視力的最中心部位。如果黃斑部有被拉扯或是具有新生的血管，就會導致我們的視力降低與影像扭曲。黃斑部病變的病患大都有明顯的主觀症狀，包括視物變形、顏色變淡或者有暗影現象。不過，早期的病灶比較隱蔽，必須利用臨床光學檢查儀器，包括螢光眼底血管攝影、循血綠眼底血管攝影、多焦視網膜電位圖，以及眼部光學電腦斷層掃瞄等，才能夠將疾病做正確診斷。黃斑部病變是先進國家主要的失明原因之一，中高齡朋友應多加重視。

㈤眼睛中風

眼睛中風的正式名稱為視中心視網膜動脈阻塞，是眼科急症之一，大部分都發生在高血壓或糖尿病病患身上。如果中心視網膜動脈完全阻塞，90分鐘後就會造成視網膜不可回復的傷害。治療的目標是將中風的血栓打通，視力恢復的程度與治療時間的快慢，以及最早視力降低的程度有關。

(六)腦下垂體腫瘤壓迫到視神經

腦下垂體腫瘤如果壓迫到視神經，視野的缺損通常會從兩邊的外側開始，再漸漸地影響到中心的視力，有些病患也會合併一些荷爾蒙失調，而產生肢體肥大或肥胖的症狀。有的腦腫瘤壓迫到視神經後，也會產生複視（1個東西看成2個），伴隨有視力模糊、噁心或嘔吐等症狀。視神經盤如果發生水腫，則常是因為腦壓升高所引起，所以，有視神經盤水腫的人，就要檢查是不是有腦水腫現象。

從以上的簡單介紹可以了解，當我們感覺到視力變得很模糊時，千萬不要馬上想到是我們年紀大了，就會自然產生的現象，還是應先找眼科醫師做詳細的檢查，才是最聰明的選擇。

健康BOX

為什麼會「流目油」？

「流目油」是指淚眼汪汪的情形，醫學上稱為「溢淚」。我們的眼睛會分泌淚水滋潤眼睛，多餘的淚水會通過淚小管、淚囊、鼻淚管流入鼻腔。如果鼻淚管阻塞，眼淚就會往外流，形成溢淚的現象。眼睛受到刺激、眼睛疲勞或眼淚分泌過多，都會造成此現象。

老年人的溢淚現象，大多是因為鼻淚管阻塞不通所致；也有可能是因眼皮鬆弛或受傷、淚孔位置錯移，導致淚水無法進入鼻腔而造成溢淚。健康的眼淚中含有淚水、油脂及黏液，三者平衡才有保濕及滋潤眼睛的效果。沒有適度休息，又太專注看著手機或電腦螢幕而忘了眨眼，會使眼睛變得又乾又澀，讓原本具有滋潤功能的淚水分泌不平衡。

此外，乾眼症患者會因為淚水品質變差，流出的眼淚不能滋潤眼睛，且因淚水分泌不足，反而刺激反射性淚液分泌，造成流淚的現象。空氣污染會引發眼睛過敏，或是用不乾淨的手來揉眼睛，也常會刺激眼睛造成眼睛紅腫、流淚。

流目油的原因有很多，若有上述狀況，應盡速找眼科醫師處置，不宜自行購買眼藥水滴眼睛，以免延誤病情。

記憶力減退

許董常常忙於公司內外，交際、應酬忙得不可開交。最近老是被老婆怪說老番癲，才剛說的話說了又說，東西放在哪裡一下子就忘了。許董心想：「我該不會得了失智症吧？」

一、什麼是記憶力減退？

我們從 20 歲到 80 歲之間，大腦的重量大約會減少 5% 至 7%，大腦的血流量也會變少，灰質與白質都會萎縮，神經元的數目也會隨著老化而逐漸減少，神經元的樹突數量也會減少，突觸的密度隨之降低。但是在記憶力方面，瞬間記憶與長程記憶幾乎不會受到年齡的影響，只有在短程記憶方面，從 30、40 歲左右起，就會開始逐漸衰退。

在認知功能方面，我們在20、30歲時會發展到巔峰狀態，然後逐漸衰退。年紀大了，有時會忘記事情、放錯東西，是很自然的現象，但都不會影響日常生活。如果這些認知功能障礙已經明顯影響到我們的日常生活，就是達到過去所稱的失智(Dementia)。由於怕被誤以為貼標籤，國際上已經不用失智這個名詞，而改稱為認知障礙。

二、造成記憶力減退的原因

㈠藥物的作用

包括因為心情不好時使用了抗憂鬱製劑、過敏時使用了抗組織胺、緊張時使用了抗焦慮藥物或安眠藥、肌肉緊繃時使用了肌肉鬆弛劑、睡不著時使用了鎮靜劑或助眠藥物、疼痛時使用了止痛藥等，都可能造成短時間的記憶力減退。

㈡使用酒精、菸草或藥物濫用

飲酒過度會造成記憶力減退；吸菸則會使帶到腦部的氧氣不足而傷害到記憶力；藥物濫用（例如嗎啡等）會改變大腦內的化學物質，進而使記憶力容易減退。

㈢睡眠剝奪

睡眠的量不夠或是睡眠的品質不好，會讓我們感覺疲憊無力，連鞏固資訊與回取資訊的能力都受到波及，因而使記憶力減退。

㈣憂鬱與壓力

憂鬱會使我們無法集中精神而影響到記憶力；壓力、焦慮與緊張等也會傷害記憶力。

(五)營養素缺乏

高品質的蛋白質與脂肪不夠的時候，可能損害大腦功能；缺乏維生素B1與B12也會傷害記憶力。

(六)頭部外傷

嚴重撞擊頭部會傷及大腦，因而引起短程與長程記憶受損，但在傷害恢復時，這些記憶力喪失現象也可能會逐漸恢復。

(七)中　風

不管是出血性或是栓塞性腦中風，由於腦細胞營養會受損，就會傷及短程記憶甚至使之喪失。

(八)腦瘤等其他疾病所引起

大腦的額葉或者是顳葉如果受到腦瘤或腦膜炎、腦炎等侵犯時，會有記憶明顯變差、情緒失控、行為舉止錯亂、答非所問等異常症狀發生。

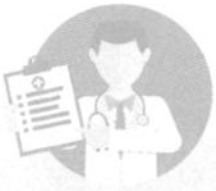

醫師小叮嚀

中高齡朋友如果有記憶力逐漸減退現象，一定要進一步查清楚有無上述的情況發生，包括檢查有無中風、長腦瘤？有無營養不良、缺少維生素，或是蛋白質攝取不夠？有無心理壓力、憂鬱、失眠？甚至是有無使用一些來路不明的藥物，以為可以補身，卻是誤食了非法藥物而不自知？

健康BOX

延緩記憶力減退的方法

★飲食：多攝取深海魚、藍莓、草莓、南瓜、菠菜、全麥麵包、堅果、雞蛋、豆腐、燕麥等有助記憶力的食物。

★健身：多走動。

★保持個人喜好：寫日記、唱歌、打麻將、寫毛筆字等。

★保持身心愉快。

★多思考、多用腦，不要沒事就睡覺。

★感情寄託：親情、愛情、友情都是增加記憶力的輔佐劑。

胸部症狀

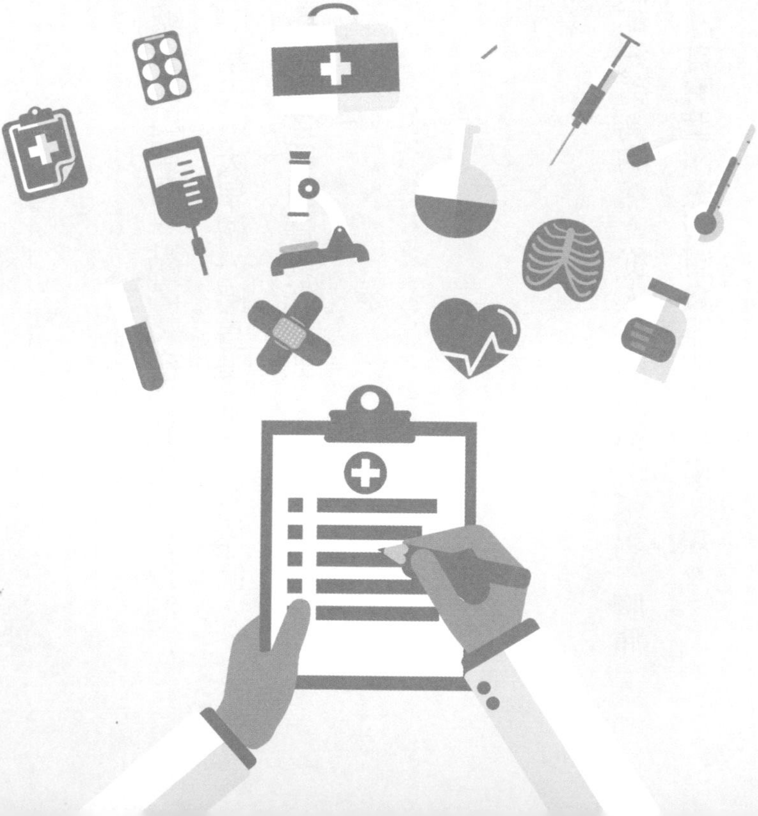

胸痛

李先生是個愛運動的人，雖然知道血糖與血壓都有一點高，自認為用飲食控制與規律運動，應該可以把它「扳回來」。某天一大早做好暖身準備出門慢跑時，發覺胸口有一點悶痛，心想：「會不會是剛才暖身運動做過頭，拉到肌肉了？還是心臟出了什麼問題？」

一、胸痛的定義

發生在胸廓與胸腔部位的疼痛我們都統稱為胸痛。從人體的結構上來說，胸痛可以大略分為源自胸壁表層的疼痛，與源自胸壁內部深層臟器的疼痛兩大類。

(一)源自胸壁的疼痛

這種疼痛可能是因胸壁表層的皮膚或骨骼、肌肉發生病變所造成。疼痛的感覺是由病變部位的痛覺神經向神經中樞報告，才感覺得到疼痛，所以疼痛的部位通常與發生病變的部位一致。例如發生在胸壁表皮的傷口、肋軟骨炎、胸部肌肉拉傷，或是胸壁上長出帶狀皰疹等。不過，在帶狀皰疹發作的初期，有時候也只有感覺到胸壁的某部位在疼痛，卻看不見皮膚上有任何異樣，等痛了幾天之後，疹子才長了出來，所以偶爾也會延遲診斷或被誤診。

(二)源自深層臟器的疼痛

胸壁裡面含有心臟、血管、肺部、食道等器官，疼痛的感覺會經由較為複雜的神經傳導路徑轉向神經中樞報告，所以常常會發生誤解，因為，感覺到疼痛的部位，實際上並不是真正發生病變的部位。例如心肌發生缺氧、心臟血管發生梗塞的人常常會覺得所出現的症狀是肩膀在痠。

二、引發胸痛的疾病

胸痛是一種症狀，許多疾病都可能造成胸痛，以下分別介紹。

(一)心血管疾病（詳參考圖5）

1.急性冠狀動脈症候群

這包括因為冠狀動脈阻塞所引起的各種症狀。最常見的症狀是胸部有擠壓般的疼痛，疼痛的感覺常常會牽連到左臂或下頷部位，並且伴有噁心和出汗等情況。

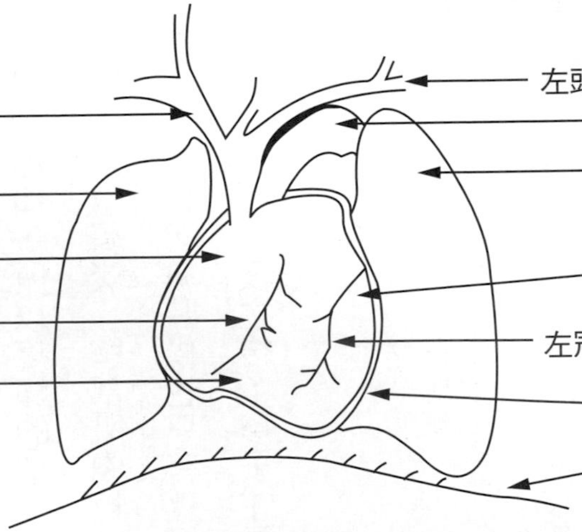

圖5 心臟解剖示意圖

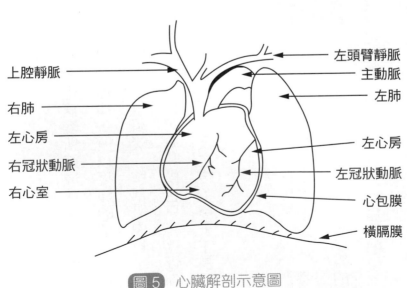

2. 二尖瓣脫垂

二尖瓣又稱為僧帽瓣，位於我們的左心房與左心室之間，管控左心室的血液，不讓它回流到左心房裡頭。如果此瓣膜功能不好，當心臟收縮時，二尖瓣向左心房凸起，就稱為二尖瓣脫垂。這種病人輕微的通常沒有什麼不舒服，有的可能有短暫的心悸、喘不過氣的感覺，或是有胸悶、胸痛的現象。

3. 主動脈剝離（詳參考圖6）

當主動脈血管壁的中間層因為種種原因遭受損壞，加上血管壁的內膜破裂，血管內的血流就會經由這個裂孔流進血管壁中，而將血管的內膜和中間層撕開，血液就在這撕

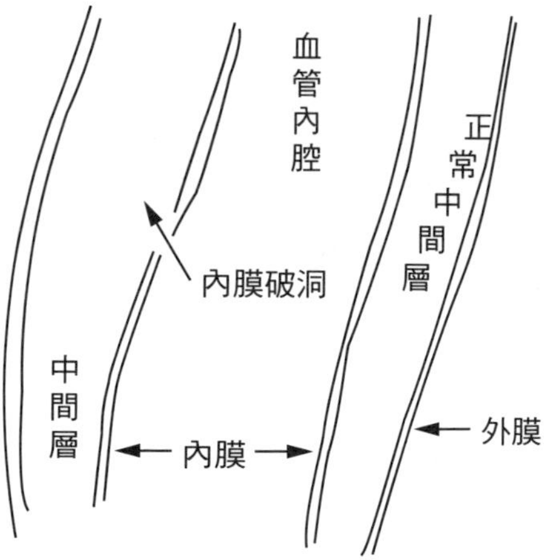

圖6　大動脈血管解剖示意圖

裂開的空間中流動，因而形成所謂的「假腔」（原本血管內的流動處就是「真腔」，請參考圖6）。假腔會壓迫真腔，因而造成身體各處的血液供應量不足，也會導致我們的肢體或腦部形成缺血狀態；而且，因為假腔的外圍並不是完整的血管壁結構，比較脆弱，所以很容易破裂而造成大量出血，或產生心包填塞（也就是心包腔內有血液積存，是急速致死原因之一）。主動脈剝離的病人常常會有急性胸痛的症狀。

4.心包炎

人體心臟的外層有兩層膜，這兩層膜發炎就是心包炎（又稱心包膜炎）。急性心包炎發作時，會因心包膜內有過多的積液或積膿，因而壓迫心臟，導致死亡。一開始，病人會感覺到身體發熱，胸前有一股異常的壓力，喘氣時會忽然間覺得很急促、困難。這種病如果不及時把心包內的積液排除，頸靜脈與上肢的淺表靜脈就會有膨出的現象，臉部或下肢也會出現浮腫，肝臟腫大，血壓降低。

5.心包膜填塞

由於很多種原因造成上述心包腔內血液積存時，就稱為心包膜填塞。它的初期症狀並不會很明顯，最常出現的只有喘不過氣和心跳過快而已。當心包膜遭受感染而出現發炎的症狀時，我們就會感覺到胸口疼痛難耐，除了血壓降低、盜汗、發燒和喘氣等症狀之外，還可能會進一步發展成心包膜積水，使心臟泡在積水之中，無法把血液打出來以供應全身所需。

6.心律不整

當快速、雜亂無章的電信號引起心臟的兩個上腔（心房）發生顫動，或是心房以非常快速與不規則的方式來收縮時，心房顫動（又稱心房顫抖）便發生了，這是很常見的心律不整。心房顫動不一定會產生症狀，但是有些人會感覺到心悸、胸痛、氣短，或是全身無力。心房顫動會造成心臟不規則的收縮，因而心臟血流中可能會形成小血塊，這些小血塊流入腦部，就會造成腦部血管栓塞；如果流入供給肺部的血管，就會造成肺栓塞。

有的心房顫動是因為心臟的電氣傳導系統損害所造成；有的是因為其他疾病的影響所造成，例如心臟冠狀動脈疾病或是高血壓等。使用過多的咖啡因或是酒精、壓力太大、電解質或代謝失衡、使用某些藥物、有嚴重感染，或其他遺傳因素等，也可能與心房顫動有關。罹患心房顫動的年長患者發生腦中風的機率也相對增高，因為心房內如果有亂流所形成的血栓，可能會隨著血流循環到腦部，阻斷腦血管的血流，所以要特別小心留意與使用藥物來預防。

7.心肌炎

造成心肌炎最主要的原因是由病毒感染所引起，較常引起心肌炎的病毒有克沙奇病毒與腺病毒等。心肌炎會影響到心臟的收縮能力，也會影響心臟的跳動；嚴重的心肌炎會導致心臟衰竭，甚至猝死。急性心肌炎的臨床表現很多，可能沒有任何明顯的症狀，也可能在數小時或數日內死亡。

一般心肌炎在發病之前，常會出現上呼吸道感染或是消化道感染，以及其他病毒性疾病的症狀，例如有的人是出現喉嚨痛、發燒、咳嗽，而以為是小感冒。有的心肌炎病人會先出現上吐下瀉、肌肉痠痛、疲倦、臉色蒼白、胸悶、胸痛或心悸，或是心律不整等症狀，之後才被發現是心肌炎。

二呼吸系統疾病（詳參考圖7）

1. 肺栓塞

指身體其他部位形成的小血塊、腫瘤、脂肪、空氣、組織碎片或其他異物，透過循環跑入肺部血管，因而導致部分肺血管阻塞的現象。肺栓塞可以依照病程的發展分為急性肺栓塞和慢性肺栓塞。其症狀有急性胸痛、呼吸困難、呼吸急促、水腫、嘴唇和手腳末端發紺等。可以透過心電圖、抽血，及

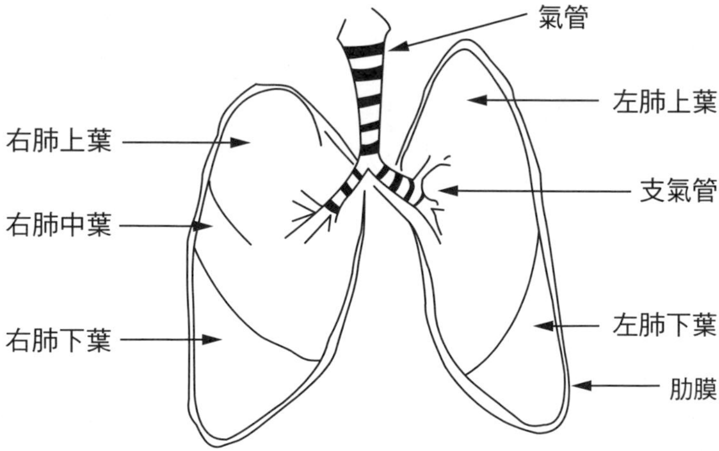

圖7　氣管與肺部示意圖

影像學檢查來做診斷。

2. 氣　胸

指氣體不正常地跑到我們的胸膜腔裡面，因而導致肺葉與胸壁分離，形成積氣的狀態。罹患氣胸的病人也常常會有急性胸痛的症狀。

3. 肋膜炎與肋膜積液

肋膜炎是由於病毒或細菌感染到肋膜所致。病患常有發燒及側面胸部刺痛的現象，在咳嗽、深呼吸，或是翻身的時候，就會引起胸部劇烈的疼痛。肋膜積液則是指在肋膜腔內有過多的組織液聚積。出現這些積液代表身體已經發生了系統性的疾病，或者是肋膜本身出現問題，例如有腫瘤等。肋膜積液會壓迫到肺臟，造成呼吸急促與胸痛的現象，長期的肋膜積液也可能會導致肺萎縮或是積液感染。

4. 肺　炎

指肺泡出現發炎症狀。肺炎會發生在任何年齡層的人身上，但以年幼、年長者，以及患有免疫力缺乏症或免疫系統比較差者為高危險群。常見的症狀包括咳嗽、胸痛、發燒及呼吸困難。可透過胸部X光攝影檢查及痰液培養來診斷。

㈢胸壁疾病

1. 肋軟骨炎

肋軟骨位於胸部的前面、胸骨的兩旁，肋軟骨炎病因不十分清楚，可能與病毒感染或胸肋關節損傷有關。受波及的肋軟骨部位會有腫大、隆起、疼痛等現象，局部按壓檢查時會有壓痛的感覺，但是皮膚表面並沒有發炎性反應（局部紅、腫、熱、痛等現象）。大多數病人會在數天到2、3個星期內好轉。

2. 脊椎神經病變

由脊椎壓迫神經所引起的病變，初期大多是痠痛症狀，例如胸痛或肩頸痠痛，嚴重的話症狀部位會往外延伸，引起手部痠、痛、麻，甚至手部無力等症狀，時間一久則會引起深層內臟病變。

3. 神經根病變

神經根因為受到局部的刺激或壓迫等，都可造成神經根病變，例如我們的胸椎因為發生退化等病變，病程較長的話，胸椎就容易引起骨質增生，因而壓迫到胸椎神經根，造成了胸椎神經根病變。

4. 帶狀皰疹

俗稱皮蛇，是因病毒引起。這種病毒是我們小時候長水痘，痊癒之後，這些病毒仍然留在脊髓後根神經節中，伺機再長出來發病。發病時，主要的特點是先有發燒或倦怠感，之後便出現簇集性水泡，沿著一側周圍神經群集帶狀的分布，並伴有明顯的神經疼痛現象。

(四) 腸胃道疾病（詳參考圖8）

1. 胃食道逆流

因為食道與胃部上方連接處的賁門無法正常運作，導致胃酸、消化酵素和胃裡面的食物就會逆流到食道裡面，因而造成食道黏膜發炎，這就是俗稱的逆流性食道炎。典型的胃食道逆流症狀有胸口灼熱感、胃酸逆流，或是從嘴巴溢出胃酸；非典型的症狀則有胸口疼痛、感覺喉頭有異物感，或是清晨想咳嗽。除了以症狀來判斷之外，最直接的檢查方法就是進行食道與胃的內視鏡檢查。

生活上改善胃食道逆流的方法是盡量控制體重（胖的人比較容易有胃食道逆流的情形）、不要暴飲暴食、吃完飯之後先走動走動，不要馬上坐下來或躺下來，晚上睡覺前2個小時之內盡量不要吃點心。

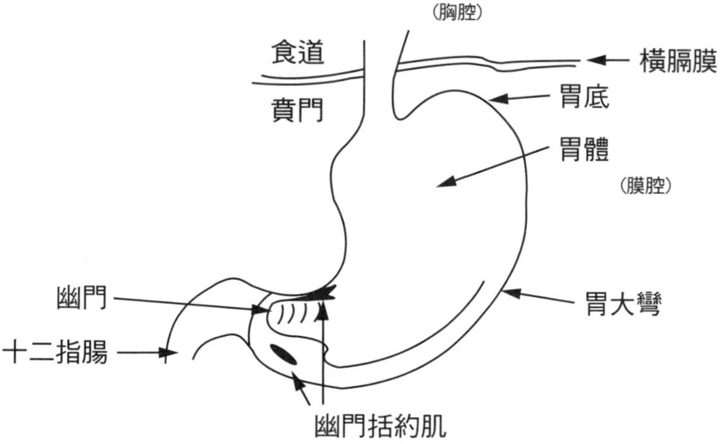

圖8 胃的解剖示意圖

2.功能性消化不良

這是一種慢性且會反覆發生的上消化道功能失調，據估計，臺灣每4個成年人中就約有1個有長期功能性消化不良的困擾。造成功能性消化不良的原因可能有：胃腸道蠕動收縮功能不正常、胃腸道感覺耐受力異常、胃酸分泌異常、胃部黏膜發炎、內臟神經過於敏感，或是中樞與腸道溝通方面異常等；但也可能是精神與心理因素所致。一般功能性消化不良的症狀有肚子脹、食慾不佳與胸悶、胸痛等。

3.橫膈膜疝氣（詳參考圖9）

指分開胸腔與腹腔之間的橫膈膜有裂孔，導致在腹腔內的器官經由橫膈膜的裂孔上移至胸腔內。造成橫膈膜疝氣的主要原因，是因為下食道括約肌的肌肉弱化所致。橫膈膜疝氣可以分為滑動型疝氣（賁門與胃食道連接處往上滑出，是最常見的一型）；滾動型疝氣（胃底部往上突出，胃食道連接處仍在正常位置）；混合型疝氣（上述兩者的混合），以及其他腹腔內的器官，例如大網膜、大腸、小腸等也一起跑到胸腔內等四種類型。經常提重物、用力咳嗽，或是經常用力擤鼻涕與腹部經常

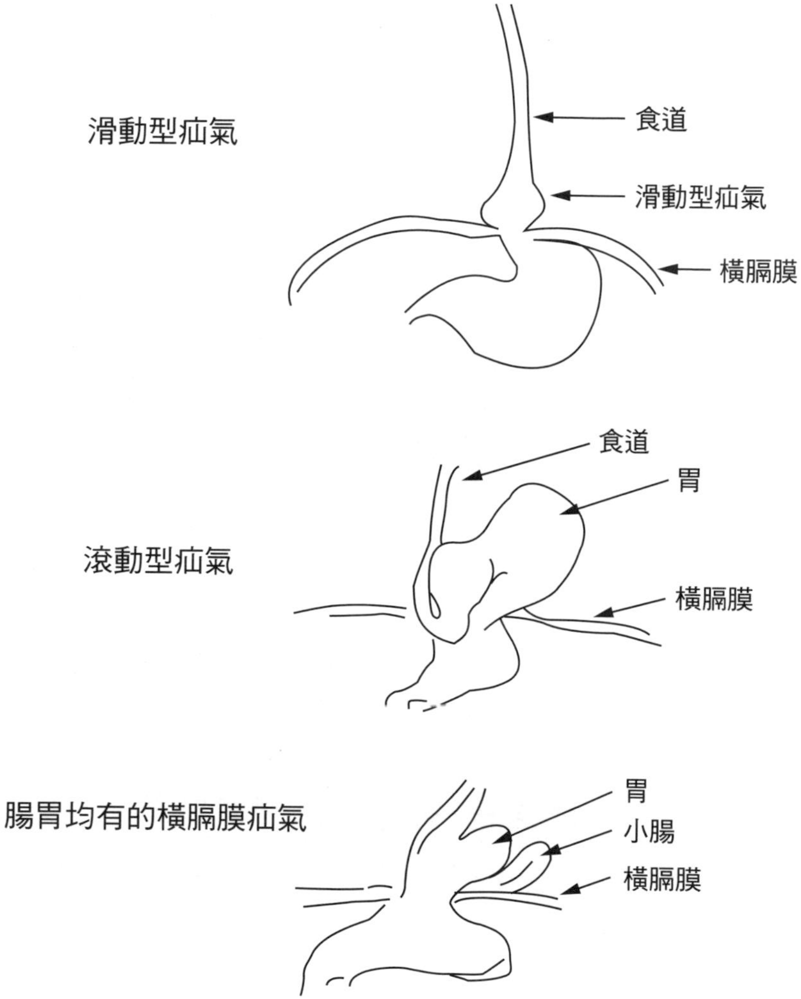
滑動型疝氣
食道
滑動型疝氣
橫膈膜
滾動型疝氣
食道
胃
橫膈膜
腸胃均有的橫膈膜疝氣
胃
小腸
橫膈膜

圖 9　橫膈膜疝氣

有壓力的人，比較會發生橫膈膜疝氣。其症狀有胸部悶痛、呼吸短促、心悸與反胃等。可以用胸部X光攝影、胃食道內視鏡，或是用高解析度蠕動壓測量來診斷。

4. 膽道疾病（詳參考圖10）

例如膽結石，可以發生在肝內膽管、膽囊或總膽管中，主要的症狀有上腹痛，少部分可能具有胸痛、黃疸與發燒、發冷等現象，可以用腹部超音波檢查出來。

(五) 心理性疾病所引起的胸痛

例如恐慌症、焦慮症、憂鬱症、身心症與慮病症的病人，有可能以胸痛來呈現其症狀。

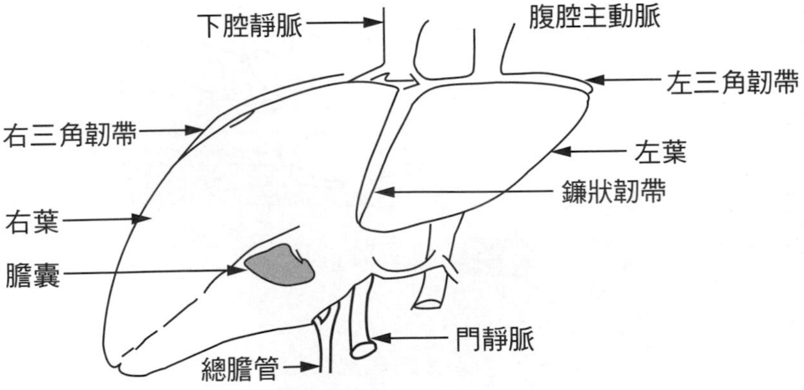

圖10 肝膽正面圖示

三、胸痛時應該要注意的特徵

當發生胸痛時，也要注意到痛覺以外的其他特性，例如疼痛的性質、一次疼痛多少時間等，才能找到真正的原因。簡單地說，出現胸痛的症狀時，可以先想想以下幾個特徵：

(一)疼痛的性質

胸痛會隨著個人的疼痛感受程度、定義與忍耐程度不同，而有不同的描述。再加上如果具有某種神經病變（例如糖尿病神經病變）時，這些人對於疼痛的感覺會比較遲鈍，雖然覺得只是輕微的胸痛，但可能已經發生了嚴重的心肌缺氧。胸痛的性質主要有以下幾種：

1. 胸骨下方感覺有重物壓著，或者是感到輕微的胸悶：可能是一般典型的心絞痛。
2. 不見得會有感覺，或只有模糊的胸痛與偶爾心悸：例如上述之二尖瓣脫垂引起的胸痛。

3. 胸骨底下有熱熱的、灼熱痛的感覺：俗稱的火燒心，可能是胃食道逆流所引起。

4. 肋膜部位好像有刀子在割一般的劇痛：有可能是肺部血管栓塞所致。

5. 胸壁嚴重撕裂性疼痛的感覺：可能是主動脈剝離，這是相當嚴重的狀況。

(二)疼痛發作的時間

一般的肺部血管栓塞，或者是自發性氣胸，大多數會無緣無故突然感覺胸痛，甚至是在休息時候發生。如果是心絞痛跟心肌梗塞等急性冠狀動脈症候群病人，通常是先有漸進性地發作，之後在吃完飯後、緊張（包括生氣）、運動中，或是在遇到冷空氣的時候才突然發作。心絞痛發作一般會持續胸痛 2 到 10 分鐘就稍微緩和，心肌梗塞則可能會痛超過 30 分鐘而不停止。

(三)有無相關症狀

1. 如果是火燒心般的胸痛，加上會從嘴巴溢出酸水來，一般是胃食道逆流。
2. 如果胸痛伴隨了咳嗽、發燒等症狀，可能是發生肺炎了。
3. 如果胸痛加上咳血、呼吸短促、心跳加快，可能是肺部有血管發生栓塞。
4. 如果是胸痛合併在皮膚表面上出現水泡樣的皮膚病變，可能就是帶狀皰疹。

(四)有無加重因子或緩解因子

1. 胸痛時如果吃一點東西會減輕症狀，可能就是胃潰瘍發作。
2. 如果是吃了油性大餐後才發生胸背痠痛，那可能是膽道的疾病，例如膽結石、膽囊發炎等。
3. 如果是用力呼吸或用力咳嗽時會使胸痛更痛，那可能是氣胸、心包膜炎、肋膜疼痛（肋膜積水等所引起），或是胸壁的骨骼、肌肉病變。

四、胸痛的診斷

中高齡朋友如果出現胸痛，可能代表身體已經出現危險，必須立即就醫，看看是否為上述健康問題的徵兆。除了立即進行心電圖與胸部 X 光攝影檢查之外，如果懷疑是心臟的問題，應進一步考慮是否要進行心臟超音波與心肌灌注攝影檢查，甚至是心導管檢查。上述的標準流程必須在 30 分鐘到 60 分鐘內完成，因為搶救生命是越快、越準越好。

健康BOX

【心血管疾病的預防】

心血管疾病是一種與胸痛有關的中高齡常見疾病，在此提供幾項預防心血管疾病的小祕訣：

★飲食：多吃蔬果、全穀類、深海魚肉、大豆蛋白質。少吃飽和脂肪、高熱量食物、鹽。

★運動：每天做30分鐘的有氧運動，例如游泳、慢跑、快走、騎腳踏車等。

★戒菸、少喝酒。

★補充充足水分：水分不足會增加血液黏度，提高血管栓塞的機會，適時補充足夠的水分對預防心血管疾病很重要。

★適時放鬆。

★定期健康檢查：每年應定期健康檢查，隨時監測自己的健康狀況。

心悸

心臟小鹿亂撞是喜事的先兆？張執行長年過50，有喜事該也只是賺大錢，平常除了偶爾吃高血壓藥之外，也沒什麼大起大落之事，但最近老是覺得心臟蹦蹦跳，難道是真的要中獎了不成？……

一、心悸的定義

心悸是指我們自己感覺到心臟跳動、心跳過速、心跳偶爾停止，或者是心跳不規律的不適現象，有時會伴有眩暈和呼吸困難等症狀。我們每個人都有心跳不正常的經驗，但是如果這種現象經常出現時，那就有可能意味著身體的某個部位已經出現了異常。

通常我們的心跳是不容易感覺到的，但如果心臟跳動的速率突然間有了變化，心搏速率增加，或是心臟收縮增強，我們就比較容易在頸部與胸部感覺到心跳。如果是運動時，身體的新陳代謝速率上升，氧的需要量增加，導致心臟收縮增強與心臟搏動加快，讓我們感覺到心跳加快，這是正常現象；但在發燒、焦慮、甲狀腺機能亢進、罹患嗜鉻細胞瘤等情況下，則因為刺激體內的腎上腺素分泌過度，會使心臟搏動增加與心臟收縮增強，而造成心悸的現象。

二、引起心悸的原因

(一)精神疾病的症狀表現

例如焦慮症、失眠症、創傷後壓力症候群或慮病症等的病人，常常有心悸的現象。

(二)心臟疾病的表現

心律不整、高血壓、鬱血性心臟衰竭、冠狀動脈心臟病、心臟瓣膜性疾病、肥厚性心肌病變等，常會出現心悸。

(三)生理的反應

當我們受到驚嚇、憤怒、從事劇烈運動，或是女性懷孕的時候，也都會有心悸的表現，這都是正常的生理反應。

(四)對藥物或飲料的反應

例如有的人在吸菸、喝咖啡、喝茶、喝酒之後，會有心悸的情形發生；有的人在使用一些藥物，例如腎上腺素、麻黃素、阿托平、毛地黃、甲狀腺藥物、胰島素、MAO 抑制劑、長效型組織胺、氣喘用藥（例如 Aminophylline）、抗生素（例如

Macrolides、Ketoconazole、Itraconazole等），也可能會引起心悸。

(五)其他疾病的症狀之一

例如糖尿病、甲狀腺機能亢進症、貧血、低血鈣症、出血、低血糖症、姿勢性低血壓、更年期症候群、發燒、嗜鉻細胞瘤等病人，也可能會出現心悸的症狀。

三、心悸的檢查

怎麼樣去分辨這些心悸的原因？通常醫師會從病史詢問開始。詢問有無吸菸、喝酒等習慣、有無食物過敏史，以及過去是否有高血壓與冠狀動脈心臟病病史、心臟瓣膜性疾病、心律不整、心肌病變、糖尿病、高血脂症、甲狀腺機能亢進症、腎臟病、貧血、過敏性疾病等之病況，以及目前使用治療藥物的情形。是否有裝置心律調節器或人工心臟瓣膜、心臟病的家族史，以及家族是否有猝死的病例、過去是否有精神方面疾病，或服用治療精神疾病的藥物等，都是很重要的訊息。

理學檢查除了量血壓、體溫、脈搏、呼吸速率等生命徵候外，還有觀察精神狀態、結膜是否蒼白、有沒有突眼、甲狀腺是否腫大、心肺有無異常、肢體有無水腫，或者有無壓痛的現象等，都有助於釐清心悸的可能病源，也是安排進一步檢查的依據。

進一步的檢查包括心電圖、胸部X光、血球檢驗、血糖、甲狀腺素、肝腎功能與電解質等。如果有使用毛地黃治療的病人，就要檢查毛地黃濃度，以協助判斷是否為毛地黃中毒。在懷疑心悸的原因為心律不整時，則可以做24小時心電圖檢查，因為症狀不一定會在白天發生。

醫師小叮嚀

如果心悸是由心臟疾病引起的，或是呈現生命危急的徵候時，應立刻送急診。若是肇因於驚嚇、憤怒或劇烈運動後的心悸，只要靜下來休息，應會在短時間內恢復。大多數非心臟病引起的心悸患者，經由適切的治療、追蹤和調適，都可以獲得改善。

心悸與某些疾病有關，中高齡朋友發生心悸現象時，千萬要謹慎以待，不宜自認為喜事要來，或只是緊張而已，休息一下就好。一定要找醫師做詳細檢查，否則會誤了治療的黃金時機。

健康BOX

老年人的高血壓

一般人在55歲之後，有的人會出現單獨收縮性高血壓（也就是收縮壓大於或等於140毫米汞柱，但是舒張壓小於90毫米汞柱）。一般而言，收縮壓可能會隨著年紀而逐年上升，但舒張壓在55歲以前逐年上升，到了55歲以後，有的人會稍微下降。所以，常常看到老年人有收縮壓遠高於舒張壓的情形。老年人的血壓調節接受器功能比較差，所以在服用高血壓藥物之後，有的也會發生姿勢性低血壓，要非常小心。

治療老年人的高血壓與一般年輕人沒有太大差別，要同時兼顧飲食、運動（多走路）、休息（不要失眠），包括多攝取蔬菜、水果，減少鹽分攝取（但也不宜過度，以免造成血鈉或血鉀過低）。必要時，應按醫師建議使用藥物治療，選擇客製化（依是否有其他共病情形來選擇適當的藥物）治療模式。一般的治療目標是放在收縮壓在110至130毫米汞柱之間，舒張壓小於85毫米汞柱，這樣子，發生中風的機率最少。

量血壓的方式可依醫師建議，因為有心律不整的人，尤其是罹患心房顫抖的人，用電子血壓計常常量不到正確的血壓值，而會誤以為血壓太低自行停藥，相當危險。

腹部症狀

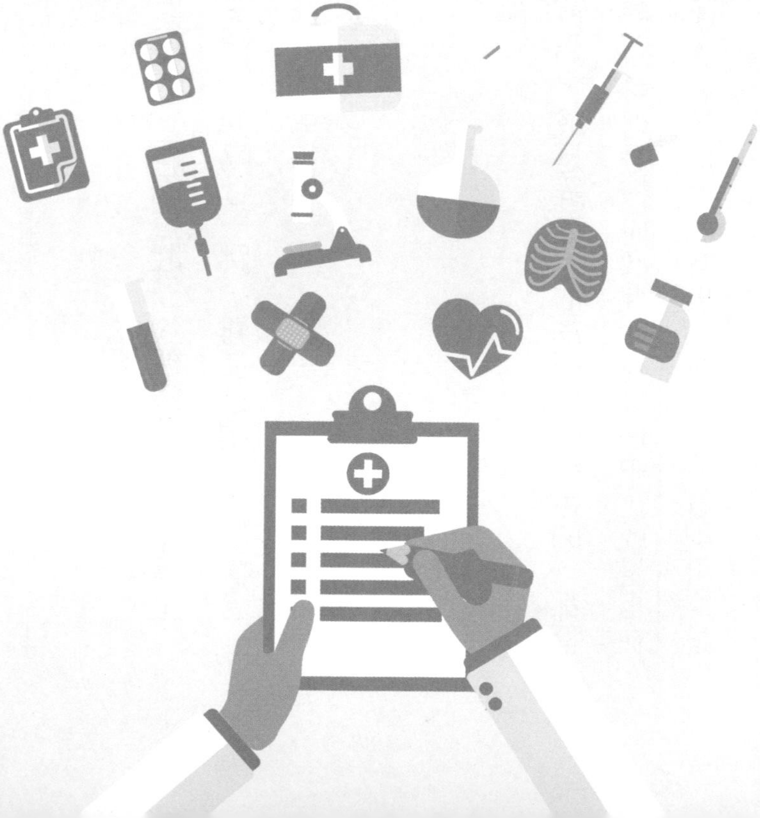

血便

張先生是搬運工，最近老是覺得肚子怪怪的，偶爾拉肚子、偶爾便祕。早晨上廁所時，竟然發現馬桶裡一坨紅紅的大便，他嚇了一跳，難道是得了大腸癌了嗎？

一、何謂血便

我們肉眼看得見的血便，不管是黑色的，或是鮮血所沾黏而呈鮮紅色的，都稱為血便。血便大多數是糞便檢查才能發現，可以是指血液混合在糞便中，或是指在糞便外面帶有一層血。前者可能是小腸或大腸的前半段有出血所致；後者則可能是大腸的後半段或是痔瘡的出血所致。

二、血便的原因

使用了某些藥物可能會造成消化道潰瘍，形成上消化道或是下消化道出血而造成血便。例如高血壓病患為了預防中風而使用水楊酸製劑、心房顫抖病患為了預防中風和心肌梗塞等而使用抗凝血藥物、類風濕性關節炎等病患為了急速控制病情而使用類固醇等，都可能造成消化道潰瘍而有血便發生。除了藥物因素外，按照器官部位來分，造成血便的原因可能有以下幾種：

(一)肛　門

最常見的血便是痔瘡所導致，肛門有良性或惡性腫瘤也會造成血便。

(二)消化器官(詳參考圖11)

1. 十二指腸

胃潰瘍、十二指腸潰瘍、胃癌、十二指腸乳頭癌等，這一類的消化性潰瘍發生血便是極常見的。由於不當的飲食習慣、飲酒過量、使用止痛藥物或水楊酸等，都有可能造成消化性潰瘍而產生血便。

2. 小腸

小腸的良性或惡性腫瘤、小腸的憩室等，都有可能造成血便。憩室的產生是因腸壁肌肉層變弱，腸管內壓力增加，使得腸黏膜被擠到腸壁肌肉層外而產生袋狀突起。整

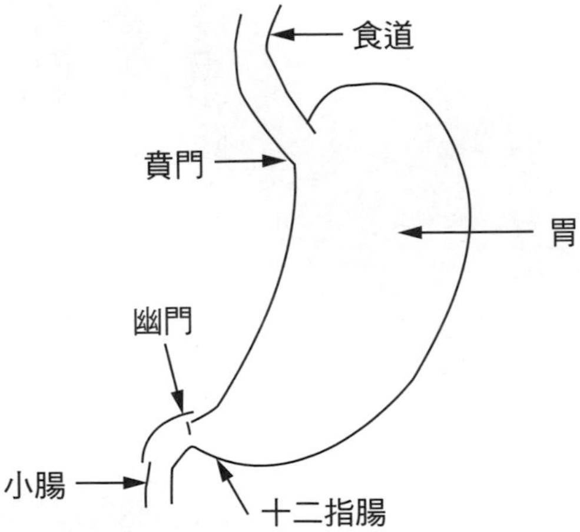

圖11 上消化道結構示意圖

個消化道都可能產生憩室，但也有少數的小腸憩室是先天性的。

3. 大 腸

大腸的良性腫瘤（例如瘜肉）或惡性腫瘤，有細菌或寄生蟲（例如阿米巴或痢疾等）感染，或是有潰瘍（例如潰瘍性結腸炎等），也會造成血便。

4. 直 腸

直腸的良性或惡性腫瘤，有發炎、直腸內有異物阻塞等，也會造成血便。

(三)肝、膽及胰臟

肝癌、肝炎、膽管炎、膽道癌、胰臟炎等，都可能會使人產生續發性的潰瘍，因而造成血便。

(四)其他疾病

例如尿毒症、敗血症、白血病、血小板減少症、膠原病等，都有可能造成消化道上的黏膜產生病變，因而造成血便。

三、血便的診斷

中老年人如果發現肉眼可以看得見的鮮紅色或是黑色的血便，或是糞便潛血反應檢查出有血便時，不宜恐慌，盡快找出原因就對了。醫師根據病患的描述和詢問病史後，會安排一些適當的檢查，來釐清血便的原因與位置。最準確、快速的是使用內視鏡檢查（包括胃鏡、大腸鏡等）。另外，可能會使用核子醫學檢查、血管攝影檢查等。

健康BOX

血便不是小事，徹底查清楚才不會變大事

引起血便的原因有：

★口腔或鼻咽處的出血吞入。

★食道出血、胃或十二指腸潰瘍、腫瘤。

★肝、膽、胰臟的問題所造成的續發性潰瘍。

★小腸或大腸的潰瘍、發炎性疾病或癌症。

★直腸或肛門的癌症或發炎。

★使用水楊酸或抗凝血劑等所造成的出血。

★其他疾病如白血病、尿毒症、血小板減少症等造成消化道黏膜發生病變。

便祕

許總經理地位極高，資產、股票不少，常常忙到上不了廁所，養成了2、3天才上一次大號的「習慣」，最近更是3、4天才上一次，而且肚子好像有些變大。他以為是啤酒喝多了，沒有太關心它，可是……便祕真的是小事嗎？

一、正常的排便習慣

腸道上的黏膜細胞會進行規律性地增殖與汰換，這些細胞大約每隔1、2天就要分裂、更新一次。這種更新的速度會隨著年齡的增加而變慢。年紀大了，這些腸壁皺摺上的絨毛會扁化與萎縮，因此會影響到食物微粒消化吸收的接觸面積。同時，年紀大了，腸黏膜下面負責驅動腸道活動力的腸肌層神經元數目，會有逐漸減少的現象，使腸道的功能表現與蠕動等的活動力變差。由於大腸的收縮協調性變差等因素，就會造成中高齡者容易因為藥物的使用而造成便祕；再加上肛門口的緊張度下降，更會使中高齡長者容易產生大便失禁。

一般而言，如果我們每個星期的排便次數少於3次，我們就可以稱之為便祕。但是，國際上公認的便祕定義是比這個還要更複雜的。當結腸（大腸）肌肉無法規律地正常運作，以致糞便未能如常排出體外，便會造成便祕。不同人對於便祕的描述有所不同，最常見的說法是排便很費力，其次是糞便硬結、有排便不盡、排便頻率減少的感覺。

二、便祕的原因

造成便祕的原因可粗略分為「續發性便祕」與「原發性便祕」兩大類。

(一)續發性便祕

造成續發性便祕的原因有很多，包括：

1. 某些特殊疾病所引起

例如神經性的疾病（自主神經病變、腦血管疾病、巴金森氏症、多發性硬化症、脊髓損傷或脊髓腫瘤等）、內分泌性疾病（糖尿病、甲狀腺機能低下、副甲狀腺機能亢進症、高血鈣症、低血鉀症與尿毒症等）、肌肉系統疾病（硬皮病與強直性肌肉失養症等）、精神疾病（憂鬱症、失智症、焦慮症、厭食症等）。

2. 缺少身體活動

例如因病臥床、不想動，尤其是老年人，最容易發生因便祕而不動、因不動而便祕的惡性循環。

3. 飲食中缺少足夠的纖維質

飲食中如果缺乏纖維質，糞便就會變硬，比較不容易排出，就會造成便秘。

4. 脫　水

少喝水自然容易便祕。

5. 常常忽略腸子蠕動想大便的衝動

因為太忙、沒注意，或是刻意想忍住不去上廁所。

6. 藥物所致

例如常服用含有鋁或鈣的制酸劑（胃藥）、抗膽鹼劑、抗組織胺、巴金森氏症藥物、抗癲癇藥物、鈣離子阻斷劑（降血壓藥）、利尿劑、類鴉片製劑、鐵劑、鈣質製劑、非類固醇抗發炎藥劑、麻醉劑等，或者是濫用瀉劑也會造成便祕。

7. 結直腸的結構問題

例如因為有結直腸腫瘤而造成堵塞、結腸狹窄、直腸膨出、發炎性腸道疾病、肛門狹窄、肛裂、痔瘡、瘻管、膿瘍等。

8. 其　他

例如懷孕等也會便祕。懷孕期間，黃體素的分泌增加，因而會使孕婦腸胃道的平滑肌變得比較鬆弛，腸子的蠕動變得比較慢，因而大腸對糞便中的水分吸收增加，使糞便變得比較硬而容易便秘。

㈡原發性便祕

另一類是找不到造成便祕特定原因的原發性便祕，這類型便祕又可以分成三種：

1. 正常通過型便祕

又稱為功能性便祕。這種人的結腸活動狀況與排便次數都是正常的，但是總會覺得自己有排便困難或者覺得大便硬硬的，此類型的人占原發性便祕的六成左右。

2. 緩慢通過型便祕

此類型大多數是女性，且自青春期開始就會感覺肚子脹脹的、排便次數減少、肚子痛等現象，症狀嚴重一點的就連吃緩瀉劑都沒有作用，有人認為是因為結腸上腸肌神經叢的神經元與神經細胞比較少所致。

3. 排出延緩型便祕

這是由於骨盆底與肛門括約肌發生障礙所致。此類病人常會感覺解便解得不很乾淨，肛門口好像有被某種東西塞住的感覺，甚至因而常常自己要用手去挖大便。此類型病人有的可以發現有會陰下降（正常是1公分到3.5公分）、距離減少（小於1公分），以及肛門直腸角度變化減少（小於15度，正常要擴張至少15度以上）的現象。

三、便祕的檢查

針對便祕的病患，醫師會詢問病史（包括之前有無使用過什麼藥物、食物的使用情形如何等），與進行詳細的理學檢查。接下來可能會檢查一下糞便潛血反應、抽血檢驗血球相與數目、血糖值、甲狀腺功能、腎臟功能、電解質等，必要時還會建議進行結直腸內視鏡檢查等，以找出引起便祕的真正原因，再進行適當的治療。

四、便祕的治療

在非藥物治療方面，醫師會針對個別的情況提供建議，例如對糖尿病、甲狀腺機能低下症或憂鬱症病患來說，會建議先控制好血糖、甲狀腺功能與憂鬱症狀，再進行適當的排便訓練與建立正確的排便功能觀念。不宜一有便祕症狀便自行使用軟便劑或瀉劑，食物上應先增加纖維質的攝取（每天至少 20 到 25 公克），例如新鮮水果、未加工處理的蔬菜等；情況許可下，每天至少要補充 1 千 5 到 2 千毫升的水分，並適度的運動，減少臥床或坐著的時間。對中高齡者來說，在白天時間，盡可能每臥床 1 小時就移到扶椅上，增加活動量，以減少便祕的機會。

健康BOX

排便習慣改變

排便習慣改變可能是腸子生病的警訊，不可輕忽。什麼是排便習慣改變呢？例如以前是1天解1次，現在是1天解好幾次；老是想上廁所，有解不乾淨、排便困難的感覺；或者是突然出現排便異常，大便突然變細了；大便黏黏的或帶有血絲；有時候腹瀉，有時候卻又變成便祕；或是嚴重便祕者，經常有不明原因的腹痛與食慾不佳等情況，都算是排便習慣改變。年長者尤其要警覺是不是腸子出了問題，應該趕快就醫。

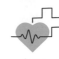

頻尿與尿失禁

王媽媽是個很愛乾淨的人，聽人家說不憋尿、常喝水、常上廁所，比較不會得膀胱炎，這些她平常都做到了。可是，她感覺最近上廁所的次數越來越多，有時候甚至都還沒坐到馬桶上，就忍不住尿了出來。王媽媽想，這該是年紀大了吧？不過，電臺說這是膀胱無力，建議該吃一吃××膀胱丸，3天就見效；隔壁的張媽媽又說：「女人嘛！上年紀了，當然就比較會有這個現象的，不要緊張。」到底該聽誰的呢？

一、頻尿的定義

頻尿是指一個人在特定時間內的排尿次數比正常人多的意思。一般正常的成年人，每天排尿次數大約是 5 到 7 次，夜間排尿的次數是 0 到 1 次，女性排尿的次數通常會比較少。因此，如果一天內排尿的次數達到 8 次以上，一般都是屬於不正常的情況，我們就稱之為頻尿症。也有人認為每 2 個小時排尿的次數超過 1 次，就是頻尿現象。

正常的排尿控制機制相當複雜（詳參考圖 12），包括來自中樞神經的大腦皮質與脊髓神經（薦椎第二節至第四節）的管制，膀胱的逼尿肌、尿道內括約肌與外括約肌等的調控。隨著年齡的增長，我們的尿道逼尿肌與神經軸突就會退化，逼尿肌會有過度活動與收縮力下降的現象，排尿後的餘尿量增加，憋尿的能力也會下降，夜間的排尿次數與尿量也會增加。女性的尿道閉鎖壓力會下降，再由於雌激素分泌減少之故，也會造成陰道萎縮，因而容易產生尿道炎。在男性方面，則因為有攝護腺肥大的問題，所以也容易造成排尿的困擾。

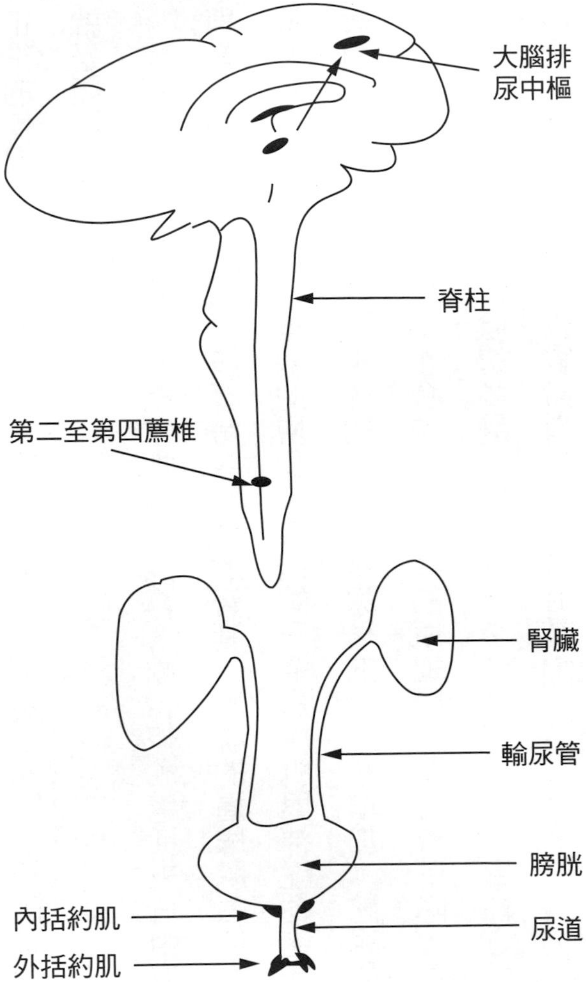
大腦排
尿中樞
脊柱
第二至第四薦椎
腎臟
輸尿管
膀胱
內括約肌
尿道
外括約肌

圖 12 排尿機轉示意圖

二、頻尿的原因

為什麼會頻尿？造成頻尿的原因有很多，包括神經病變所引起的逼尿肌過度反射，與沒有神經病變，但逼尿肌有不穩定的現象，其中也有將近三成到四成的人之後會造成尿失禁。所以，頻尿是個不容忽視的惱人問題。由於排尿後身體會缺乏一部分的水分，自然會有口乾想喝東西的感覺，所以，有頻尿症的人，除了排尿的次數多以外，想喝東西的次數也會跟著增加。

除了喝太多水（多飲症）造成的頻尿以外，造成頻尿的原因有下述幾種情況：

(一)泌尿道感染

女性因為尿道比較短，再加上有的公共廁所衛生條件差，以及個人感覺在當下不方便去上廁所，所以不少女性有憋尿的習慣，也比較容易造成膀胱發炎，因而引起頻尿。

(二)非感染性膀胱炎

由於整個膀胱壁都在發炎，因而導致膀胱的容量變少、敏感度變高，膀胱就會有不正常的收縮而造成頻尿的現象。例如間質性膀胱炎，這是由很多種不同的疾病所導致的綜合病症，像是紅斑性狼瘡、風濕性關節炎患者等，膀胱易產生類似變化。

(三)局部膀胱出口阻塞

例如男性的攝護腺肥大，可能會壓迫到膀胱與尿道，因而造成頻尿。

(四)膀胱受到刺激

例如膀胱發生腫瘤、結石、感染症，或是膀胱內有異物等，都可能會刺激膀胱，因而引起頻尿。

(五)膀胱功能發生神經性失調

1. 感覺功能失調

例如神經性梅毒與糖尿病併發自主神經病變等，會造成感覺功能失調。有的人膀胱脹滿了尿，卻還是不覺得想要尿；有的人膀胱只稍為裝了一點點尿，就感覺膀胱很脹想去排尿，因而造成頻尿。

2. 自主神經控制失調

例如多發性硬化症病人，因為沒有辦法用意志力去控制排尿，也會造成頻尿。

3. 感覺神經與自主神經控制都失調

例如脊椎有病灶，或者是在急性中風的早期，也可能導致膀胱的反射排空功能失調，使膀胱發生過度擴張而造成頻尿。

4. 膀胱過動症

也稱為過動性膀胱。這是由於膀胱有不經意的自動收縮，使人有想去排尿的感覺，因而造成頻尿。患者通常 1 天之內會上廁所十幾次，2 個小時不到就想解尿。患者可能因此不敢外出，害怕尿急卻找不到廁所，對一個人的生活品質有不良的影響。

(六)老年男性病患

例如因為中風、攝護腺肥大或是脊椎受傷等病症，造成了中樞神經受損，導致頻尿。

(七)心理性排尿

由於生活很緊張、有壓力、出現焦慮等情況，也會造成頻尿。

(八)頻尿急尿症候群

造成此種情況的原因很多，包括上述疾病所引起者，或是因為心理因素造成想要尿尿、很急，卻又解不出來等現象，這是個很困擾人的問題。

(九)因疾病而引起

有許多疾病，例如糖尿病、心臟衰竭、肝硬化合併腹水與慢性阻塞性肺病等病患，因為尿量增加，為了排除過多的尿液，也會造成頻尿。

(十)滲透性利尿

例如患有糖尿病，表現出多飲、多尿、多食的現象，以及血糖高、尿液中含有葡萄糖（正常的尿液中不應含有葡萄糖），隨著排出較多的水分而產生頻尿，有的人因此容易口渴而想喝水。

(十一)抗利尿激素的分泌異常

例如尿崩症。這是由於腎臟的集尿管對抗利尿激素（又稱為血管加壓素）不產生反應，造成尿液無法進行再濃縮，導致發生多尿及劇渴等現象。

三、尿失禁

依照國際尿控學會的定義，尿失禁是指有任何不自主漏尿的情形。依照病患的臨床症狀，可以把尿失禁分為四大類，如表1所示。

四、頻尿與尿失禁的診斷

對於頻尿與尿失禁的現象，通常要做尿液檢查，檢查排尿後的餘尿量、記好排尿日誌，甚至是做超音波檢查與其他影像學檢查，

表1 尿失禁的分類

類　型	症　狀	急尿感	活動或咳嗽時漏尿	漏尿量
急迫型	不自主的漏尿，漏尿時或漏尿之前會有急迫感	有	沒有	不一定
應力型	當身體在活動或使力時，會產生不自主的漏尿	沒有	有	尿量較少
滿溢型	因結構上或神經學上的原因，造成尿路出口阻塞或是膀胱無法收縮，使餘尿量過多	沒有	不一定	尿量較少，有滴漏現象
功能型	因為無法及時到達廁所或使用廁所，而導致的失禁	不一定	沒有	尿量較大

或是進一步做尿液動力學檢查，才能找出造成頻尿與尿失禁的真正原因，再做正確的處置。

一般對於頻尿的處理，會建議先改變生活型態，包括適當的飲水量、避免攝取太多酒精與咖啡因、減少夜晚的水分攝取量等，以避免晚上起來上廁所。有便祕的人應先治療便祕；體重過重的人則要先控制好體重。

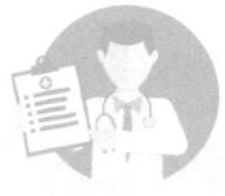

醫師小叮嚀

由於造成頻尿或尿失禁的原因有很多，所以，有尿尿困擾的中高齡朋友，千萬不要自己胡亂猜測病因，隨便聽信偏方或隨便買藥來吃，以免花了錢不僅傷身，又延誤了適當的診斷與治療時機。

健康BOX

排尿日誌

排尿日誌對於診斷各種不同原因引起的排尿障礙，是一種極為重要、可靠與有效的工具。了解病患平時的排尿情形，便可以初步判斷造成排尿障礙的可能原因是什麼了。

姓名：				
__月__日（第 1 天）				
時間	尿量	喝水量	急尿感	漏尿
7-8				
8-9				
9-10				
10-11				
11-12				
12-13				
13-14				
14-15				
15-16				
16-17				
17-18				
18-19				
19-20				
20-21				
21-22				
22-23				
23-24				
睡眠期間				

血　尿

張媽媽是標準的家庭主婦，平常相夫教子，準備東、準備西，忙進忙出地也不覺得累。今天一大早起來，準備去菜市場買菜之前先上個廁所，赫然發現，馬桶內怎麼會是血紅色的？都更年期了難道還有月經？莫非是小便出血？張媽媽一時不知如何是好。

一、血尿的定義

血尿就是在我們的尿液中排出不正常數目的紅血球，可分為明顯看得見的血尿，與肉眼看不出、需要用顯微鏡檢查才能看得出來的顯微血尿（通常是指離心尿液分析中，每個高倍視野可以看到3個以上的紅血球才稱為血尿）。血尿只是臨床上的一個徵兆而已，沒有辦法依據血尿的多寡來直接判斷該疾病的嚴重性。

二、引起血尿的原因

㈠腎臟本身的病變

包括腎臟內微血管內皮到腎絲球上皮細胞的屏障，如果遭受破壞就有可能造成血尿。

1. 如果腎臟有外傷、腫瘤、發炎等情況，就會造成紅血球可以穿出腎絲球過濾器或腎小管，直接進入尿液之中。
2. 紅血球經由微血管腔滲出，通過腎絲球的基底膜與表皮細胞之後進入尿液中。
3. 含鈣結晶體直接傷害到腎小管，也會造成血尿。
4. 由於運動、發燒、高代謝狀態等，造成腎臟的血流量增加，腎絲球過濾出來的紅血球也會隨之增加，因而也可能造成血尿。像是副甲狀腺功能亢進，會因分泌太多副甲狀腺激素，造成血鈣增加，因而造成腎結石，而有血尿出現。

(二)輸尿管、膀胱、尿道的病變

輸尿管、膀胱、尿道的這段路線上，有發炎、結石、腫瘤、先天畸型或其他原因等，造成路線上的表皮遭受破壞，也會有血尿發生。

(三)藥物刺激

例如使用磺胺劑，誤食汞、

表2　各種原因的血尿可能伴隨的症狀

血尿原因	可能伴隨的症狀
尿路感染	頻尿、解尿有疼痛的感覺等，甚至有發燒等現象
急性腎盂腎炎	腰痛、畏寒、發燒等
泌尿道結石	嚴重的腰酸背痛現象
輸尿管結石	劇烈的腰酸背痛，甚至是下腹痛等
細菌感染	發燒
輸尿管長瘤或癌症	一般不會有疼痛或發燒的現象，只有無痛性血尿
膀胱結石	下腹部痠痛與頻尿等
膀胱發炎	發燒與頻尿等
膀胱癌	通常不會發燒或有腹部痠痛等症狀，也只有無痛性血尿
攝護腺肥大或是攝護腺發炎	解尿困難、尿柱減小，有滴尿或夜尿等
攝護腺癌	攝護腺分泌液或精液帶有血絲等

鉛、砷等，及大量輸注甘露醇。

三、血尿的診斷與鑑別

在懷疑有血尿出現時，可以使用尿液試紙來檢查看看有沒有潛血反應，再經由尿液鏡檢以確定是否真的有血尿。必要時可以再進行腎臟超音波檢查、攝護腺超音波檢查，以及腎盂攝影檢查、膀胱鏡檢查等以確定診斷，必要時也會進行血液檢查。

但是，我們不宜因為看到尿是紅色的就立刻懷疑是血尿。例如有些人在吃了紅肉的火龍果之後，會發現小便中好像帶有血一般的絲狀物，但其實這是正常的現象，只要不吃它，「血尿」就不見了。此外有一些藥物，例如抗結核病藥物，使用之後會有小便呈紅黃色的現象，這也不是真正的血尿，不必過於恐慌。

健康BOX

攝護腺肥大簡介

許多中老年男性都有攝護腺肥大的困擾，常見的症狀包括頻尿、夜尿多、排尿困難、無法將尿液排空、急性尿阻塞。有攝護腺肥大症狀者，最重要的應先排除有無攝護腺癌的可能。治療方式包括藥物、經尿道電刀攝護腺切除術、開腹手術，也可使用綠光雷射氣化術，透過奈米高能雷射治療，將多餘的攝護腺組織瞬間氣化。最適當的治療方式宜由泌尿科醫師判斷。

四肢症狀

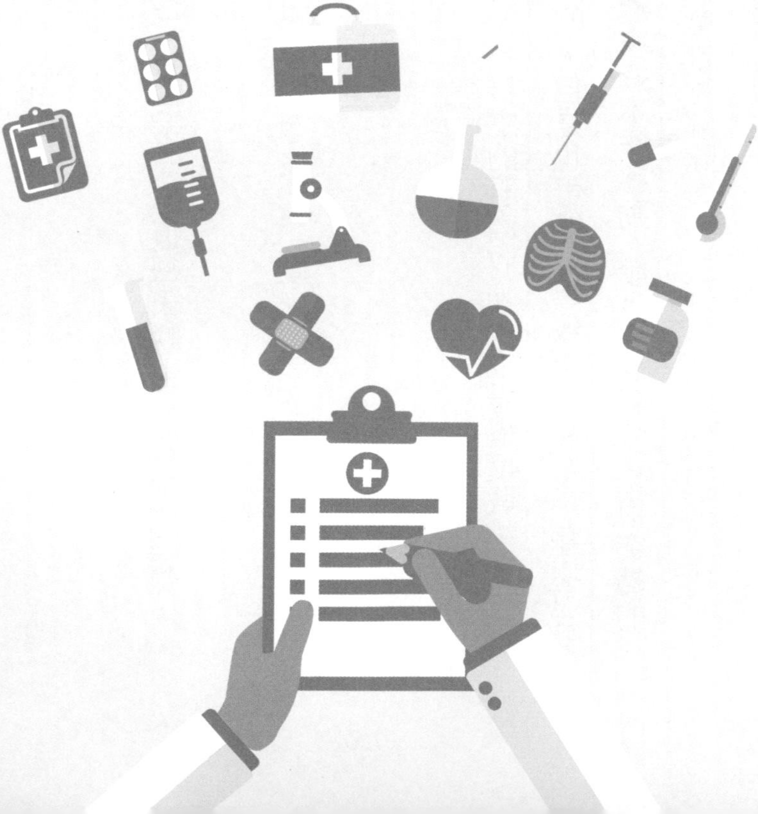

小腿抽筋

老王平常到處撿東西來賣，為的是想存一點老本。最近每天晚上一躺下去睡覺，就開始小腿抽筋，這會不會是中風啊？

一、抽筋的定義

抽筋是指一種突然發生的、劇烈的、不自主的肌肉收縮，或是過度收縮，也稱為痙攣。一般來說，抽筋是不具破壞性的，但是也可能會導致輕度甚至是難以忍受的疼痛，以及造成受波及的肌肉部分如癱瘓般不能移動。發生抽筋通常是很突然的，過幾秒鐘、幾分鐘、甚至幾小時之後就會自行解除。

二、造成抽筋的原因

抽筋可能是由於肌肉疲勞與缺乏電解質（例如鈉、鉀或鎂）所造成的，通常是發生在腓部肌肉為多（詳參考圖13）。抽筋的原因包括過度屈曲、缺氧、暴露於較大的溫度變化、脫水或血液中的鹽分過低所致。抽筋還可能是腎臟疾病、甲狀腺疾病、靜脈曲張、低鉀血症、低鎂血症或低鈣血症候群，和多發性硬化的症狀或併發症。

電解質紊亂會導致抽筋和肌肉抽搐，特別是血鉀及血鈣過低。這種異常主要是由於身體從汗水中失去大量的間質液所引起。這

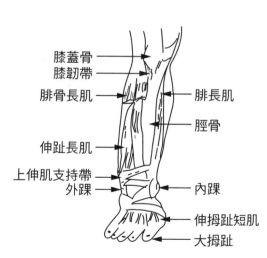

圖13 右小腿正面肌肉分佈圖

種組織間質液主要包括水和鹽（氯化鈉）。肌肉細胞外的滲透性活性粒子的損失也可能導致滲透壓平衡的混亂，而引起肌肉細胞萎縮。

夜間腿抽筋，是因為腓部肌肉、腳底部或是身體其他部分的肌肉，在晚上或是休息的時候發生不自主的肌肉收縮。夜間腿抽筋的持續時間從幾秒鐘到幾分鐘，肌肉痠痛可能會在停止抽筋後仍然持續發生，這些痙攣經常發生在老年人身上。抽筋的確切原因至目前為止尚不太清楚，潛在因素包括脫水、血中某些礦物質過低（例如鎂、鉀、鈣和鈉），以及由於長時間坐著或躺著，流經這些肌肉的血流量減少而造成抽筋。

與小腿抽筋有關的情況還包括心血管疾病、肝硬化、懷孕和腰椎管狹窄症。有一些藥物也可能會導致夜間小腿抽筋，例如使用利尿劑等。

三、檢查抽筋或痙攣的方法

依上述所懷疑的問題進行檢查，包括檢查血糖、腎功能、甲狀腺素、鈉、鉀、鎂、鈣等電解質離子濃度。如果懷疑是下運動神經元疾病，則可檢查神經傳導與肌電圖等。如果懷疑是神經根病變，則須考慮做腰椎與薦椎的影像學檢查，必要時再進行腰椎、薦椎的核磁共振攝影檢查。

四、避免腳抽筋的方法

1. 老年人因為口腔咀嚼等問題，比較少吃富含鈣質的骨骼食物，因此飲食中的鈣質會相對較缺乏，加上老年人對鈣質的吸收也比年輕人少三成左右，所以適量補充鈣質可預防抽筋。
2. 睡覺前在易抽筋部位稍做伸展運動，並在睡覺時做好腿部的保暖。

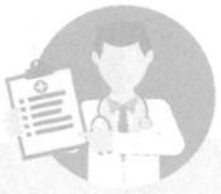

醫師小叮嚀

除了很痛苦之外，夜間小腿抽筋也能造成相當大的困擾和焦慮。輕柔的伸展和按摩，或是藉由走路或站立，在受影響的小腿上施加一些壓力，或是採取溫暖的泡澡或淋浴，可以幫助解決小腿抽筋。如果抽筋的是小腿肌肉，輕輕拉大拇趾會使肌肉向後伸展，在某些情況下，也可緩解痙攣。總之，中高齡朋友如果有肌肉抽筋現象，尤其是夜間小腿抽筋，應該做一下詳細的檢查，不宜一口咬定就是年紀大了、血液循環不好，或是缺了維生素與鈣才會這樣。

健康BOX

中高齡的關節保健

許多中高齡朋友都有骨骼、關節的病痛，以下提供幾項關節保健的小撇步：

★飲食：正確的飲食對中高齡者而言，可達到維護的功用及提供身體修復的原料。飲食上應注意個人的身體特性及疾病要求，例如痛風性關節炎病患必須嚴格限制高普林飲食，例如少吃內臟類、豆類、濃湯等，才能控制尿酸，以改善病況；退化性關節炎病患則必須控制體重，關節的負荷才不會過重，以緩解病情。中高齡者常有可能同時發生其他疾病，此時對於飲食的限制就更加複雜，必要時應與營養師討論後再做最適當的調配。

★運動：合適的運動對骨骼、肌肉及關節皆有益處，可以增加骨骼受力，並增加骨骼及肌肉的血流量，使骨骼及肌肉營養良好且粗壯，也可以讓關節周圍組織更強健且有彈性。運動量的多寡依個人情況而定，應注意運動安全。四肢運動如散步、騎自行車、游泳等，可依個人喜好選擇；背部運動則可增加腹肌與背肌的力量。

★休息：早睡早起，使身體有充分修復的機會，才能擁有健康的身體。

★保護：適當的保護可避免發生傷害，尤其骨質疏鬆症嚴重的老年人，要適當保護以免跌倒，可大量減少發生骨折的機會。

全身性症狀

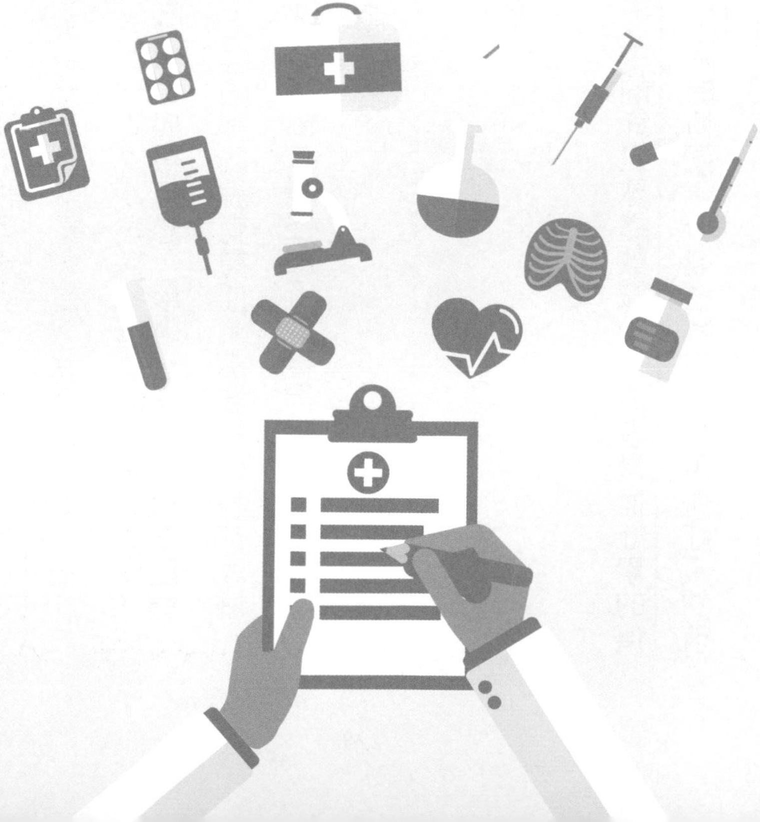

貧血

郭伯伯擔任公務人員30年，一向奉公守法、無憂無愁，最近一次健康檢查的報告下來，看到血紅素值是11，報告單上面的評論說有貧血，需要找內科或家庭醫學科醫師進一步檢查。郭伯伯這才恍然大悟，難怪最近老覺得有氣無力的，爬起坡來有一點喘，他想：「我真的老了嗎？」

一、貧血的定義

貧血是一種常見的疾病，指我們血液中的紅血球總數減少，或者是血紅素的值減少，也可以定義為血液攜帶氧氣能力下降的情況。一般在臨床上是用血紅素的值來判斷有無貧血的現象，正常成年人的血紅素值如表 3 所示。

正常的紅血球是由我們的骨髓製造出來的，平均壽命大約120天。在我們身體發生老化的過程中，骨髓的質量會減少，骨髓裡面的脂肪相對會增加，但是老人家的血容比（血液總量中紅血球所占的比率）與血紅素並不會有很大的變化。所以如果發現中高齡者有貧血的現象，千萬不可以一下子就認為是老化所引起的。

二、貧血的症狀

貧血的現象如果是慢慢在進行的時候，例如胰臟癌等癌症，一開始可能只有腹痛、疲倦、虛弱、呼吸困難，或者只是活動能力下降。如果是急性的貧血，例如胃腸大量出血，就很可能出現比較強烈的症狀，例如臉色蒼白、意識不清、感覺昏厥以及口渴等。一般而言，在一個人的臉色明顯變得很蒼白之前，

表3　正常成年人的血紅素值

	正常的 紅血球總數	正常的 血紅素濃度	正常的 血容比
男　性	$4.5 \times 10^6/\mu L$	14～17 gm/dL	42～52%
女　性	$4.0 \times 10^6/\mu L$	12～16 gm/dL	37～42%

可能早就已經有顯著的貧血狀況了。不同的貧血原因，也可能會出現不同的症狀。

三、造成貧血的原因

貧血也可以依照紅血球的大小及每個紅血球中的血紅素量來進行分類。如果紅血球的大小比正常的小，則稱為「小球性貧血」；如果是比正常的大，則稱為「巨球性貧血」；如果紅血球的大小在正常範圍內，則稱為「正常血球性貧血」。以下分別介紹：

(一)小球性貧血

1. 缺鐵性貧血

造成中高齡朋友發生鐵質不足的原因，可能是因為飲食攝取鐵質不夠、腸胃吸收不良，或是體內有慢性出血（包括癌症）現象等。造成缺鐵性貧血的原因包括：

(1)血液流失：血液可能從胃腸道、泌尿道，甚至是呼吸道等地方流失，因此會有血便、黑便、血尿與咳血等現象。

(2)鐵質吸收減少：長期吃素者，由於食物中所含的鐵質不足；胃切除手術者或胃酸缺乏的病人，由於鐵質的吸收減少，都可能會引起缺鐵性貧血。

2.地中海型貧血

又稱為海洋性貧血。其發病機制是由於遺傳基因異常而導致血色素蛋白α鏈和β鏈合成減少，結果使血色素蛋白的合成減少，其他蛋白鏈相對過剩，造成沒有效用的紅血球增加，紅血球體積變小容易遭破壞。患者紅血球的壽命減短，因而導致溶血現象。地中海型貧血依症狀的嚴重程度可以分為輕度、中度與重度三種（見表4）。

表4　地中海型貧血的嚴重程度

輕　度	大多數沒有明顯的症狀，血色素值也不一定會低，多在健康檢查抽血時才被發現
中　度	多數有症狀，亦可發現有肝脾腫大的情形
重　度	症狀最明顯，且有肝脾腫大的情形，也有無效性紅血球增生，可見到骨髓增生現象

(二)巨球性貧血

缺乏維生素B12或葉酸，常表現出來的是巨球性貧血，紅血球的體積比一般的大，但有時候也可能是正常或比一般的小。引起維生素B12缺乏的原因，包括吸收不良（例如胃壁細胞所分泌的內因子不夠，或是做完胃的部分切除手術之後）、罹患感染症（例如絛蟲等的感染）、飲食不足等。葉酸主要存在於蔬菜內，缺乏的原因大部分是飲食攝取不足；另有些酗酒的人營養不良；有些藥物會影響葉酸的吸收（例如抗癲癇藥、抗結核病藥），都可能造成葉酸缺乏。

(三)正常血球性貧血

1. 急性出血

例如胃潰瘍或十二指腸出血，此時因為血球與血漿同時減少，有時候在驗血時會發現血紅素的濃度與血容比都是在正常範圍內，所以要小心檢查，才能找到出血的部位。

2.再生不良性貧血

因為骨髓的造血幹細胞受到破壞，致使所產生的血液細胞不夠所致。破壞骨髓的原因有直接抑制骨髓（例如甲苯等化學物質、放射線或化學治療等所造成），或是自體免疫疾病造成造血細胞的破壞增加等。如果貧血又合併有血小板數目降低，則要考慮是否有再生不良性貧血。

3.其他疾病所致

例如罹患慢性感染症（結核病、慢性黴菌感染、感染性心內膜炎或是慢性尿路感染症等）、體內有慢性發炎（例如類風濕性關節炎、多發性肌炎或是骨關節炎等）、慢性腎臟病（紅血球生成素產量會不夠）、內分泌疾病（例如甲狀腺機能低下），或是罹患了癌症等。

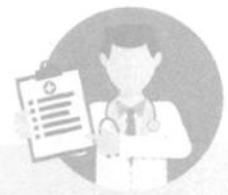

醫師小叮嚀

由上述可知，貧血的定義很簡單，但是成因卻很複雜。中高齡朋友發現有貧血現象時，千萬不可以隨意認定只是年紀大了，胃口不好、吃得較少、骨髓的造血功能較差所造成的。一定要找出確切的原因之後再對症治療，不要隨便相信他人的善意介紹，就直接服用鐵劑或維生素B12與葉酸來治療，這種做法有可能會延誤診斷與治療的適當時機。

健康BOX

服用鐵劑的注意事項

缺鐵性貧血常以補充鐵劑來治療，服用鐵劑時，須留意以下事項：

★需先知道鐵劑的劑型，才知道是否可以和起司、優格、蛋、牛奶、菠菜、茶、咖啡、穀類等一起服用，以免影響藥物的吸收。

★鐵劑不可與胃藥（制酸劑）或鈣片同時服用，應至少隔1～2小時，以免影響藥效。有些維生素與鐵劑同時服用，則可增加鐵劑的效用，例如維生素C可形成有利於鐵吸收的酸性環境。因此服用鐵劑時，如要服用其他藥物或營養素時，可以請教醫師和藥師後再使用。

★服用液體劑型的鐵劑時，如果擔心鐵劑會黏在牙齒上，可將每次服用的藥量與水、果汁混合，再用吸管吸取。若是服用滴劑，則可以把每次藥量用滴管滴在舌頭較後方再吞服。

★服用鐵劑後，大便會變黑或暗綠色，這是正常現象，不需擔心。

★鐵劑應照醫師指示使用，使用過多會中毒。

★應該把藥品置於密閉容器中，放在室溫下陰涼、乾燥處，不要碰到水，也不要暴露在太多光線下。

富含鐵質的食物

紅肉（牛、豬、羊肉）、紫菜、鵝肝、豬肝、髮菜、芝麻、蘋果、黑豆、扁豆、紅豆、櫻桃、龍眼乾、葡萄乾、黑棗與黑木耳等。

體重減輕

許先生在商場上活躍多年，自然常常會關心自己的體態，不敢吃多。不過，這2個月來，發現自己腰圍小了一圈，原先不用調整腰帶的褲子都鬆鬆的，心想：「我並沒有刻意減重啊！」往體重計上一站才發現，與2個月前相比，足足少了7公斤！怎麼會這樣？

一、體重減輕的定義

如果在6個月內減輕體重至少10%以上（例如原來體重是60公斤，在6個月內減少6公斤以上），或者是在1個月內體重減少了5%以上（例如在1個月內從60公斤減少3公斤以上），就是體重減輕的現象。

成年人的體重在40、50歲是最高峰，年紀大了體重通常會減輕。因為隨著老化，口腔黏膜會萎縮、變薄，牙齒缺損、咀嚼功能與效率變差、吞嚥的協調性下降。牙齒與味蕾的變化會影響進食，食道蠕動、收縮的幅度減小，胃容納食物的能力變差，腸黏膜的更新速度趨緩，腸絨毛扁化萎縮等，都會影響年長者的進食與吸收能力。再加上肌纖維的數目與體積減少，從30歲到80歲，肌肉質量會減少三成至四成。

二、可能導致體重減輕的疾病

人們常常怕胖，會因為變瘦而開心，但如果體重突然莫名的減輕，可能是身體生病的徵兆。排除吃的不夠或飲食不均衡所造成的營養不良，有一些疾病也會導致體重減輕，包括：

(一)惡性腫瘤

相關的症狀一開始可能不是很明顯，例如罹患肺癌、胃癌、肝癌、膽囊癌、胰臟癌、大腸癌、乳癌等，都可能造成體重減輕。尤其是最不會有早期症狀的肺癌、食道癌、膽囊癌與胰臟癌，一旦發現是這類癌症所造成的體重減輕時，一般都已經是很晚期了。

(二)非腫瘤性的腸胃道疾病

口乾、牙齒不好、厭食、嘔吐、吸收不良、炎症反應、器官腫大壓迫到腸胃等，都會造成體重減輕。

(三)內分泌疾病

例如糖尿病、甲狀腺機能亢進症等，常會造成體重減輕，且會伴隨有其他症狀。

例如甲狀腺機能亢進症者會有心悸、怕熱、容易流汗與失眠等症狀·，糖尿病則會有多喝、多尿、多渴等症狀。

㈣心血管疾病

可能導致食慾不佳，或是代謝速率增加，而造成體重減輕。

㈤慢性感染症

例如罹患肺結核、黴菌感染、寄生蟲感染、亞急性細菌性心內膜炎與愛滋病等，都會造成體重減輕。

㈥神經性疾病

神經系統受損或退化，例如中風、巴金森氏症或失智症等，導致攝食、吞嚥與消化、蠕動的功能失調，而使體重減輕。

(七)呼吸道疾病

慢性阻塞性肺病會使呼吸所需的肌肉群過度使用，以及代謝速率增加。為了治療所使用的支氣管擴張劑等藥物，會造成食慾變差，也可能使體重減輕。

(八)腎臟疾病

尿毒症併發厭食、噁心、嘔吐，造成尿蛋白流失與負氮平衡（指攝取進入人體的氮少於排出去的氮）、肌肉組織漸漸流失等，會引起體重減輕。有些坊間減肥業者利用此原理，製造可以造成負氮平衡的藥物或食物，引起胃口不佳而達到減肥的效果，這是一種不道德與不健康的減肥方法。

(九)全身性發炎性疾病

例如自體免疫疾病（例如紅斑性狼瘡）等會造成體重減輕。

㈩精神疾病

例如憂鬱症，由於自我照顧能力下降、飲食不正常等所致；或是悲傷反應，因親友離開而導致過度傷心，對吃的興趣減少，而造成體重減輕。

此外，有些藥物會造成副作用可能會改變我們的味覺而影響食慾，例如降尿酸的 Allopurinol、降血壓的 ACEI 或鈣離子阻斷劑、某些抗生素等；某些抗生素、心律不整的藥（例如 Digoxin 等）、糖尿病藥物（例如 Metformin）、某些氣喘藥、巴金森氏症的藥與鴉片類止痛藥等，都會造成噁心、想吐；抗組織胺藥物與某些利尿劑等也會造成口乾；某些鐵劑與抗發炎藥物、鉀離子製劑等會造成吞嚥不舒服；有些抗生素、雙磷酸鹽、毛地黃、三環抗憂鬱製劑等會造成噁心、嘔吐等症狀，長期使用這些藥物，可能會因為上述副作用而造成體重減輕。

三、什麼樣的體重減輕不可忽視

如果體重減輕，又同時出現了以下症狀，就必須就醫檢查，盡速找出確定的診斷與治療方法，以免延誤治療。

1.合併出現發燒與倦怠感

可能是感染症、自體免疫疾病、惡性腫瘤、糖尿病或甲狀腺疾病。

2.合併出現呼吸困難、口腔或牙齦的問題

考慮是否假牙不合適、蛀牙或膿瘍、牙周病或食道狹窄等問題。

3.合併出現呼吸困難與運動後容易疲勞

考慮是否為充血性心臟衰竭、肺部感染、肺氣腫惡化與慢性阻塞性肺病等。

4.合併出現消化不良、肚子痛、大便形狀改變或容易腹脹

考慮是否有腸胃道的癌症、消化性潰瘍、胃食道逆流或膽囊發炎等。

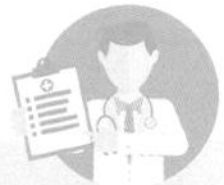

醫師小叮嚀

中高齡的朋友不可以認為年紀大了，體重減輕是很正常的現象，如果真的出現上述體重減輕及合併出現的症狀時，一定要找醫師做仔細的檢查，包括檢查血球、血糖、肝、腎功能、甲狀腺功能、糞便潛血反應、胸部X光攝影檢查，甚至是腹部超音波檢查。女性也要考慮進行乳房攝影與乳房超音波檢查。必要時，尚要進行胃鏡與大腸內視鏡檢查，以找出造成體重減輕的真正原因，才是保持健康的上上之策。由於胰臟癌很不容易診斷，必要時可以進行腹部電腦斷層掃描檢查以正確診斷。

健康BOX

老年人營養需求

部分老年人因為吃的不足或飲食不均衡，導致營養不良而體重減輕。老年人每天的基本能量需求約為每公斤體重30大卡；長期臥床者，由於活動量少，熱量需求為每公斤體重25大卡。老年人的飲食和一般人一樣要營養均衡，三大營養素的需求如下：

★碳水化合物：用來提供熱量、節省蛋白質及調節脂肪的代謝。天然的五穀根莖類是提供碳水化合物的最佳食物來源。除非有糖尿病，中老年人每天可食用2至3碗飯。煮飯時可以將穀物、地瓜、豆類等一起混合烹煮，增加纖維、維生素與礦物質的攝取。

★蛋白質：具有建造與修補組織、製造抗體與荷爾蒙等功能。老年人每天每公斤體重需要蛋白質量約1公克，一天大約要50～60公克蛋白質，每天至少喝 1 杯奶類，與食用肉、魚、豆類製品、蛋等食物。除了量足夠外，蛋白質的質也是很重要的，魚、雞肉、瘦肉、雞蛋、牛奶、豆漿、豆腐等都是好的蛋白質來源。

★脂肪：構成身體細胞與組織的成分，可以提供日常活動所需要的熱量。老年人的每天建議量為 1.5～3 湯匙油。使用油脂時，宜配合烹調的溫度選擇合適的油。

此外，蔬菜與水果含有豐富的維生素，是營養補充的來源。

黃　疸

老王平常喜歡吃水果，哪種便宜就去買來吃。最近木瓜特別好吃又便宜，於是天天買來吃。2星期之後，臉色變得有一點黃，他心想：「這該不會是木瓜害的吧？」

一、黃疸的定義

所謂黃疸是指由於過多的膽紅素沉積，造成皮膚、鞏膜（亦稱眼白）以及黏膜呈現黃色的表徵。通常在臨床上看到了鞏膜出現黃疸時，病人血清中的總膽紅素濃度都已經超過每百毫升 3 毫克以上（正常濃度是每百毫升 0.3 至 1 毫克）。

人體每天約可產生 250 至 300 毫升的膽汁，其中有四成是來自於衰老紅血球內的血紅素，其餘有部分是來自骨髓內被破壞的未成熟紅血球，以及組織內更新循環的血紅素蛋白。在我們脾臟的網狀內皮細胞中，血基質先行分解、氧化成膽綠素，然後再轉變成膽紅素。膽紅素必須要與白蛋白結合，形成水溶性的非結合型膽紅素（又稱為間接膽紅素），再經肝細胞內的酵素作用而形成結合型膽紅素（又稱為直接膽紅素）後，才可以從膽道分泌進入十二指腸。

二、黃疸的類型

(一)肝前型黃疸

此又可以分為溶血、紅血球生成不良與藥物所致三種，這三種都可以造成非結合型膽紅素增加。由於溶血（紅血球破壞）的速率增加所造成的黃疸，是因為紅血球破壞可以使非結合型膽紅素增加，沉積在各種組織中所致。在熱帶國家，罹患瘧疾的病人就是因為紅血球破壞增加，造成肝前型黃疸。通常腎臟疾病，例如溶血性尿毒症候群，也會導致皮膚著色。膽紅素代謝的缺陷也會導致黃疸。其他像是巨大血腫（由於外傷或手術等造成的血腫）的再吸收、紅血球生成不良都可能造成膽紅素增加。

有一些藥物與毒素也會造成膽紅素增加，例如預防中風的 Clopidogrel、鎮靜劑 **Alprazolam**、抑制胃酸的 **Omeprazole**、免疫調節劑 **Tacrolimus**、止痛藥 **Naproxen**、抗結核藥 **Isoniazid**、高血壓藥 **Amlodipine**、促進食慾的 **Megestrol**、糖尿病用藥 **Glimepiride**、甲狀腺素製劑等，都可能造成此類黃疸。

(二)肝內型黃疸

由急性肝炎或慢性肝炎、肝臟毒性、肝硬化、藥物所導致的肝炎與酒精性肝炎等所造成。由於上述疾病造成肝細胞壞死，因而減少了肝臟代謝與排泄膽紅素的能力，導致這些非結合型膽紅素跑入血液裡。其他可能造成肝內型黃疸的疾病還包括原發性膽汁性肝硬化，因為沒有辦法把結合型膽紅素排入膽汁中，而造成血漿結合型膽紅素升高；另外如鉤端螺旋體病也可以引起肝內型黃疸。肝內型黃疸病人總是有膽汁淤積的現象。

㈢肝後型黃疸

又稱為阻塞型黃疸，造成肝後型黃疸最常見的原因，是總膽管有膽結石和胰臟的頭部長出胰臟癌。此外，也可能因被稱為「肝吸蟲」的寄生蟲寄生在總膽管內，而引起阻塞性黃疸。其他造成肝後型黃疸的原因還包括總膽管狹窄、膽道閉鎖、膽管癌、胰臟發炎、懷孕所致的膽汁淤積，以及胰臟假性囊腫等。

人體的肝臟質量與肝細胞的數量，在成年之後會隨著年齡的增加而逐漸減少，每10年就會減少約體重的0.2%，流經肝臟的血流量每10年也約減少10%，血清白蛋白也會隨年齡增加而逐漸下降。但是，其內的膠原蛋白與脂褐素的含量則會增加。肝臟內的微粒體對於藥物的代謝會隨老化而變差，所以在替老年病患選擇藥品時要很小心。此外，抽菸、喝太多酒與咖啡，與不同藥物的交互作用對於肝臟的影響，都遠大於老化本身的影響。

必須一提的是，吃了太多的胡蘿蔔、木瓜、番茄等蔬果會造成假性黃疸，亦即所謂的胡蘿蔔素血症（Carotenemia）與茄紅素血症。這是因為血中胡蘿蔔素或茄紅素濃度過高，以致色素在皮膚內沉澱，使皮膚變黃，此與血清膽紅素增加所引起的皮膚、鞏膜黃染（也就是真性黃疸）有所不同，所以稱為假性黃疸。只要適量食用這類蔬果，假性黃疸就不會出現。

三、黃疸的診斷

有黃疸問題要如何進一步檢查？除了詢問病史，包括發病時間、家族遺傳疾病、肝炎疾病、飲食習慣與用藥史，以及體重的變化之外，並要詳細做好理學檢查看看是否為真性黃疸。有無心衰竭、肝脾腫大等症狀，再進一步抽血、驗尿以分辨是哪一型的黃疸。進行腹部超音波檢查與電腦斷層攝影檢查，可以看出是肝腫瘤、膽囊癌還是胰臟癌，這三種都是隱形殺手，一開始發病是毫無症狀的，一旦造成了黃疸，通常都已經是很晚期而無法動手術治療了。

健康BOX

肝臟的作用與保健

肝臟是人體內最大的器官，也是唯一部分受損後還能再生的器官。肝臟的主要功能包括過濾血液從小腸裡面吸收到的營養、替細胞合成準備營養、產生膽汁貯存於膽囊以備消化作用之需。肝臟也具有解毒功能、維持血液中蛋白質正常含量，並儲存肝醣。當血糖低時，肝醣可轉換為葡萄糖以維持血糖平衡。肝臟也藉由活化甲狀腺素來調節血糖濃度，進行脂肪代謝並合成膽固醇、脂蛋白等。肝臟還能把有毒物質（代謝廢物、藥物、酒精等）與毒性較低的物質結合，再藉由腎臟排出體外。

肝臟的保健原則就是不要過度疲勞，不要使用任何不必要的藥物或化學品來增加它的負擔。一有黃疸或肝功能異常的症狀，應馬上就醫，以找出病因及早處置，不可聽信偏方以免延誤治療的適當時機。

皮膚癢

呂店長是個護膚專家，對於化妝品也滿精通的。最近感覺全身皮膚到處發癢，這可考倒了這位護膚專家，到底該怎麼辦才好呢？

一、造成癢的機制

癢是一種讓人想要搔抓的不愉快感覺。每一個人都有過癢的感覺，小到被蚊蟲叮咬，抓一抓就沒事；大到全身性的過敏，造成睡不著，甚至影響到日常生活。

癢只是一種症狀，有許多疾病，不論是生理上或心理上，都可能產生癢的感覺。有些藥物也會造成皮膚癢，例如用來止痛的嗎啡類藥物會激活組織胺接受器或者激發組織胺的釋放而造成皮膚癢，治療瘧疾的氯喹寧等藥有時候也會造成皮膚癢。除了皮膚病會皮膚癢之外，也可能是內科疾病、甚至癌症所造成的，所以不能輕忽中高齡才出現的皮膚癢。

二、造成皮膚癢的疾病

(一)內科疾病

1. 糖尿病：糖尿病是一種血糖升高的代謝性疾病，患者容易產生皮膚的問題，例如皮膚搔癢症。這種病症常常發生在糖尿病控制不良，或是糖尿病程度比較嚴重的患者身上。有可能是局部的皮膚癢，也有可能是全身的皮膚癢。雖然皮膚的外表上看不出有任何明顯的異狀，但是卻奇癢無比、難以忍受。
2. 甲狀腺機能亢進症與副甲狀腺功能亢進症：因皮膚粗糙沒彈性，黏液性水腫等也會導致皮膚癢。
3. 缺鐵性貧血：紅血球與血紅素過低，一種常見的貧血（詳見第135頁「貧血」）。

4.黃疸和膽汁淤積：膽紅素過高對皮膚有刺激性（詳見第155頁「黃疸」）。

5.惡性腫瘤或體內的癌症：例如淋巴瘤有時候會以皮膚癢來表現。

6.更年期，或是與老化有關的荷爾蒙平衡變化所引起的皮膚癢。

7.紅血球增多症：這可能會因為組織胺升高而導致全身搔癢。

8.尿毒症：幾乎所有尿毒症患者都曾經歷過一段皮膚搔癢難耐的時候。一開始可能只有局部的、偶發性的皮膚搔癢，經過一段時間之後，皮膚搔癢的範圍就會擴大，搔癢的時間和頻率也會大大增加。

(二)精神疾病

例如寄生蟲妄想症的病人，這是一種精神性皮膚病，患者多數是精神緊張、敏感多疑的中高齡婦女。寄生蟲妄想症的症狀有很多種，包括皮膚搔癢、有螞蟻在爬的感覺，或是有蟲在蠕動的感覺等。有些患者還害怕遭受污染，1天洗手達數十次，也會想盡各種方法來去除蟲害，因而導致皮膚損傷。

醫師小叮嚀

從以上可以知道，造成皮膚癢的原因有很多，中高齡朋友如果發生皮膚癢，應該先找家庭醫師做初步評估，或找皮膚科專家做進一步檢查，不宜自行塗藥，以免延誤病情與錯過治療的適當時機。

健康BOX

老年人的皮膚保養

老年人的皮膚保養有兩大要訣：一是清洗不宜太勤，二是避免過度日曬。正常皮膚所分泌的皮脂會在表面形成保護膜，使用清潔劑去除污垢時，會把這層膜洗去。對皮脂腺功能較差的老年人來說，本已乾燥的皮膚若再缺乏保護膜，就容易受外界環境的刺激而更覺得搔癢難耐。所以，老年人必須改變洗澡的習慣：

★2、3天清洗一次，少用肥皂或改用乾性皮膚專用的肥皂。

★洗澡的水溫不宜太熱，盡量少泡澡，沐浴時間不宜過長。

★必要時，可在洗完澡後塗上保濕乳霜。

紫外線是造成老化的主要因素。一般正常的表皮細胞均有自動修補的能力，但過度的日曬，會導致破壞的速度遠大於修補的速度，而使細胞衰老。細紋的產生、皮膚的粗糙鬆弛、不規則的色素斑、黑斑、斑痣、老人斑、老年性皮脂腺增生、日光性角化症、日光性粉刺、老年性血管痔、老年性紫斑症及皮膚癌等，都是日光性老化的產物。適度曬太陽有益健康，但必須避免過度日曬，才能減緩老化的速度，防止提早產生因老化而起的皮膚病變。

水　腫

翁媽媽是個精明的老闆，天天精打細算，連體重都不放過。最近發現不只是體重有些增加，連下肢都有些腫，心想：「會不會是高血壓的藥在作怪？」

一、水腫的定義

水腫又稱浮腫，指血管外的組織間隙中有過多的體液積聚，是臨床上常見的症狀。在正常的生理狀況下，我們身體的組織間充滿液體，這些液體在組織之間不斷地交換與更新，但是這些組織間液的量卻是相對穩定的。維持這種穩定狀態有賴血管內、外以及體內、外的液體交換能夠維持平衡。如果這兩種平衡因故遭受破壞，就有可能導致我們的組織間隙或是體腔中有過多的體液聚積，造成水腫。

一般會引起血管內、外的體液交換失去平衡的因素有：

1. 細血管內的靜脈壓增高（例如血容量增加），導致毛細血管的流體靜壓升高。
2. 血漿蛋白減少（例如肝硬化導致血漿蛋白合成減少），導致血漿膠體滲透壓降低。
3. 因為發炎等因素，導致微血管壁通透性增高。

從範圍來看，水腫可以分為「局部水腫」與「全身性水腫」。局部水腫可能是靜脈阻塞所造成，例如深部靜脈血栓、血栓靜脈炎、上腔靜脈症候群；或是靜脈血管受壓迫等所造成；其次是淋巴水腫。

造成全身性水腫的原因則較多，以下分別介紹。

二、全身性水腫的原因

一般人往往以為水腫和腎臟病有關，但除了腎臟病以外，還有其他疾病也會導致水腫。

(一)腎病症候群及其他低蛋白血症

導致水腫的主因是因為蛋白質大量流失，造成血管內血漿膠體滲透壓下降，液體由血管內移出，造成有效的血管內容積減少，又引發一連串的腎臟及神經荷爾蒙的反應，造成鈉與水的滯留所致。引起白漿蛋白低下的原因，包括因為大量的鹽水輸液灌注、營養不良、重度慢性肝臟疾病，或是由於泌尿道或腸胃道流失蛋白質、惡性腫瘤所引起的嚴重代謝狀態所造成。

(二)心臟衰竭

由於心室的舒張壓上升，有效的血管內容積減少，引發一連串的腎臟及神經荷爾蒙的反應，造成了鈉與水的滯留。右心室衰竭會使全身靜脈及微血管壓力增加而導致周邊水腫；左心室衰竭則會因為肺靜脈及微血管壓力增加，導致肺水腫，間接使右心室的舒張壓也上升，最後造成周邊水腫。此類病人連走路、爬樓梯都會有喘息及呼吸困難的現象，甚至爬到 2 樓就走不動，需要停下來休息。

㈢肝硬化

肝硬化的病人因為肝靜脈回流受阻，造成腹腔血液容積增加，也使肝臟淋巴液的製造增加，肝內高壓會刺激腎臟對鈉的滯留及造成全身性靜脈擴張，導致有效血管內容積減少。加上肝硬化造成肝臟所合成的白蛋白減少，造成低白蛋白血症，同樣又會導致有效血管內容積減少。除了產生腹腔積水以外，也會出現周邊水腫，又因為嚴重腹水而導致腹壓上升，影響靜脈回流，使得下肢水腫變得更為嚴重。

㈣其他情況

例如甲狀腺功能低下或有些癌症，也會造成水腫。以甲狀腺功能低下來說，有些病人因為結締組織增加，尤其是在下肢，這些結締組織纖維含有親水性蛋白質或醣類，因而造成細胞外液增加。外觀像是水腫，但是用手指頭壓卻不會往下凹，這是黏液性水腫，有別於一般水腫。

除了上述疾病因素外，有些藥物也可能會導致水腫。常見的有抗憂鬱症藥（例如 MAOI 類）、治療高血壓的藥物（例如鈣離子阻斷劑、血管擴張劑、β 阻斷劑等）、中樞作用藥劑（例如 Clonidine、Methyldopa 等）、荷爾蒙類製劑（例如皮質類固醇、雌激素、黃體素及睪固酮等）、非類固醇抗發炎藥、口服降血糖藥（例如 Rosiglitazone）、免疫抑制劑（例如 Cyclosporine 等）。

若水腫不是由上述因素所造成，則應為體質性水腫。此類水腫的原因不明，特色是在早上起床時並沒有水腫，但是到了下午的時候，小腿就會腫脹，體重甚至可以增加到 1 公斤。常見的其他症狀還包括手、腳或臉上的腫脹，以及肚子脹的感覺。不少病人同時也有精神或情緒上的問題，晚上睡覺時，尿液也會特別多。有此症狀者，其健康情形與一般人沒有兩樣，因此並不需要急著治療。穿彈性襪、適當控制水及鹽分的攝取，水腫的狀況可以獲得改善。

三、水腫的診斷

針對不同原因的水腫有不同的處置方式，有的需要立即處置，例如心臟衰竭或是癌症所造成的水腫；有的可以慢慢觀察、不急著處理，例如體質性水腫。所以，必須先確認水腫是什麼原因所造成的。

檢查方式包括檢查血液，以分辨是否為嚴重貧血所導致的高輸出性心衰竭；作胸部X光檢查，以看看有無肋膜積水、肺充血、心臟擴大或心包膜疾病；進一步可以做心臟超音波檢查來評估心臟功能，以及是否有嚴重的心瓣膜疾病；視情況可以檢查甲狀腺刺激素，以篩檢有無甲狀腺功能低下或亢進所引起的水腫；檢查肝、腎功能、白蛋白的數值與尿液檢查，來評估個人的肝、腎功能，有無白蛋白過低，以及了解尿蛋白流失的情形；檢查血管超音波可以看出有無血管阻塞；仔細地回想曾經使用過的藥物是否與水腫有關等，就可以找出造成水腫的真正原因，再對症治療。千萬不可自行購買利尿劑來處理，以免讓腎功能更加惡化，花錢又傷身。

健康BOX

水腫與胖的區別

水腫是指因為有過多的液體所造成的身體組織腫脹，用食指按壓小腿部的脛骨面（皮下脂肪最少的地方）約2秒鐘後，如果按壓的地方會凹陷、很慢才能回復原狀，就表示有水腫。一般肥胖的人，在按壓小腿該處之後，並不會有這種凹下的現象，可能只是因為沒運動、肌肉鬆垮不結實或皮下脂肪過多所致，不是水腫。

中高齡者保健身體的祕訣

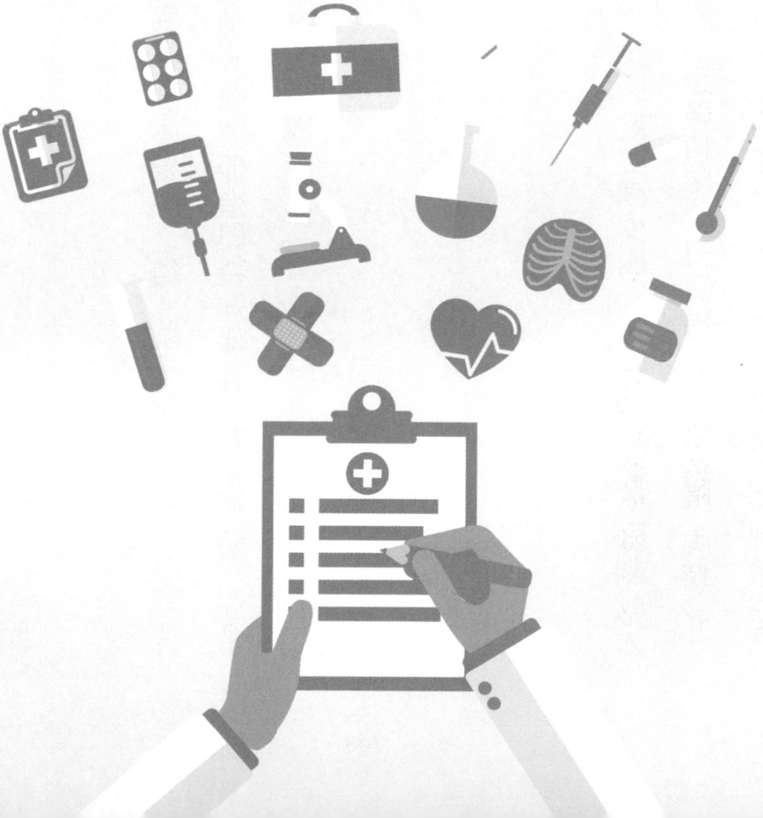

健康促進與特殊保護

認識了18種中高齡朋友必須特別留意的健康警訊之後，除了早期發現、及早處理（次級預防）外，有沒有我們可以做得到的健康促進與特殊保護（初級預防）呢？答案是：當然有。以下簡單介紹幾項供大家參考。

一、健康促進

(一)均衡的飲食

年紀大了，澱粉類的米、麵等主食可以適量地減少攝取，但不是嚴格限制或大量減少，而是視個人的每日運動量來斟酌；蔬果類與蛋白質類（例如豆類、肉類等）則可以酌量增加攝取。除了營養均衡之外，也要注重口味，不要使用太多刺激性調味料或酒類。

㈡適當的運動與休閒

視個人的情況而為，膝蓋不好、不方便的人盡量用行走散步，每天至少走個4、5公里，且要預防跌倒與失溫。視個人的需要調整作息習慣，保持固定的時間就寢、盡量在固定時間起床。不要賴床，該醒來的時候就起來動一動、走走路、澆澆花，累了就要休息，不要勉強。最好有一、兩樣嗜好可以做，例如書法、畫畫、唱歌、下棋、打衛生麻將，與三五好友互相切磋、互相學習，對減緩認知障礙（失智）有幫助。

二、特殊防護

1.上了年紀後，視力、聽力、體力都會漸漸衰退，不如年輕勇猛，該拄著拐杖走路以防跌倒，就不宜客氣或怕人家笑而逞強，要不然摔斷了腿可不是好玩的。

2. 年紀大了毛病多，不要不承認自己有高血壓、高血糖或高血脂肪而不吃藥，等發生中風或心肌梗塞時才後悔莫及。此外，也不要聽片面之詞，認為可以隨便動刀，畢竟有些刀是可以避免的，碰到要進行重大處置時，多諮詢第二意見是沒有害處的。

3. 有些感染症可以透過施打疫苗來預防或減少其併發症，例如每年免費的流行性感冒疫苗注射，可以不客氣地去享用它；肺炎鏈球菌疫苗，在經濟許可下可考慮依建議時間接受注射；其他疫苗也可與家庭醫師討論施打的必要性。總之，身體要自己顧，才能獲得健康與有品質的老後生活。

健康BOX

家庭醫師

家庭醫學科醫師是一種專科醫師，目的在提供民眾一個具有可近性、周全性、協調性、持續性與整體性的醫療保健服務；也強調家庭與社區對健康的重要性。舉個例子來說，民眾有任何健康問題時，希望馬上可以找到一位可以不分男、女、老、少，不分任何症狀，都會幫我們檢查、諮詢、處置，甚至轉介給適當的專家來進行及時的處理，這就是家庭醫師的職責。他們具有能力處理九成以上的健康問題，包括糖尿病、高血壓、關節炎、感冒、肺炎等，是民眾的好朋友、好厝邊。

癌症的預防

癌症是國人十大死因之首，平均來說，每3個人中就有1個人此生會得癌症。癌症早期是沒有任何徵兆的，一旦出現症狀，通常都已經進入中、晚期。許多醫療院所以抽血檢查癌症標記，但透過此種方式來找出癌症並不可靠，因為這些癌症標記的敏感度與特異度都不佳。另外，也有醫療院所推出癌症基因檢測，但到目前為止，認為癌症是基因遺傳所致的也占不到10%，所以檢測基因就目前來說，幫助也不大。因此，想避免罹癌，就只能靠早期防治了。以下是幾種常見癌症的防治方法。

(一)肝癌

除了B肝病毒與C肝病毒之外，臺灣絕大多數的肝癌恐怕都是因化學物質的暴露、血糖、血脂肪、鐵、酒精與菸等因素所造成的。除了不吸菸、盡量不接觸（包括吃、吸或擦）化學物品，控制好血糖、血脂肪，不亂用過多的鐵劑或酒精之外，也要定期進行腹部超音波檢查。

(二)肺　癌

八、九成的肺癌是菸所造成的，某些化學物品與油煙的暴露（包括工廠工作的暴露，或吸入拜拜用的香）、手術房中電燒的煙、塵肺症、慢性肺病（纖維化、肺結核等）也與肺癌的形成有關。除了避免這些危險因子之外，也要定期做胸部X光攝影檢查，必要時進行超高速低劑量電腦斷層攝影檢查。

(三)乳　癌

乳癌有年輕化的傾向，致癌的真正原因仍不明，遺傳只占一小部分。所以，唯有定期做乳房超音波與乳房攝影檢查。

(四)結直腸癌

結直腸癌是目前臺灣發生率最高的癌症。不吸菸、多吃含纖維質的蔬果，避免便祕；少吃煙燻物品，避免發生炎性腸病或腺瘤瘜肉等，可以減少結直腸癌發生的機率。定期做糞便潛血檢查，必要時進行大腸內視鏡檢查。

(五)攝護腺癌

惱人的攝護腺癌正在竄升中，原因未明。50至80歲的中高齡男性，可定期接受攝護腺觸摸（指檢）與檢查前列腺特異性抗原(PSA)。

(六)口腔癌

愛吸菸或嚼檳榔的人應定期接受口腔檢查。

(七)胃癌與食道癌

早期的胃癌與食道癌不太會出現不適的症狀，若無任何症狀，每 5 年進行一次內視鏡檢查即可，不建議頻繁地進行食道與胃的內視鏡檢查。

(八)胰臟癌、膽囊癌、膽管癌

胰臟癌與膽囊癌、膽管癌是最不容易及早發現的癌症，其致癌原因也不明，臨床上曾經懷疑胰臟癌與糖尿病有關聯。這類癌症的早期並不容易用腹部超音波檢查出來。所以，有高度懷疑時，還是要進行腹部電腦斷層掃描檢查才比較不會誤診。

(九)子宮頸癌與卵巢癌

近幾年來，由於推動子宮頸抹片檢查之故，臺灣的子宮頸癌發生率與死亡率正在逐年減少，這也是臺灣公共衛生與醫療界的驕傲。做好衛生教育與維持定期子宮頸抹片檢查，是防治子宮頸癌最有效的方式。

但是，卵巢癌就比較複雜了。一般健康檢查以卵巢癌指數(CA125)作為卵巢癌的腫瘤標記，它的敏感度與特異度都很差，就連第三、第四期的卵巢癌病患，還有近兩、三成的CA125並無顯著上升。所以，有懷疑時，還是去婦產科做超音波檢查比較可靠。

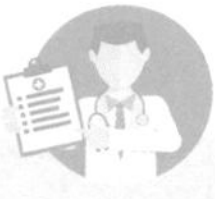

醫師小叮嚀

面對癌症，我們應該要積極預防。但如果真的不幸罹患了癌症，也要勇敢面對，與專家們一起討論，找出最適當且有效的處置方式。萬一，所有方式都用盡了，仍然沒有顯著的效果時，我們就應坦然接受，選擇安寧療護。如此不僅能做好症狀緩解，也能兼顧生活品質，讓我們有機會回顧一生與完成心願。好生也要好死，不是嗎？

健康BOX

安寧緩和醫療照顧

根據世界衛生組織的規範，安寧緩和醫療照顧是在給罹患無法治癒疾病的病人，一種積極性的全方位照顧。安寧緩和醫療照顧是肯定生命，視死亡為自然的過程，不提早也不延後病患的死亡，積極緩解疼痛及其他窘迫症狀，提供支持系統，幫助病人盡可能提升他的生命品質，也幫助家人度過病人生病與其身後期間所遭遇的種種壓力。

安寧緩和醫療照顧的目的是為末期病患及家屬提供專業團隊服務，經由完整的身、心、靈之關懷與醫療照顧，減輕末期病患的身體疼痛、不適應症及心理壓力，對病患及家屬提供心靈扶持，輔導其接受臨終事實，陪伴病患安詳走完人生最後一程，也協助家屬面對病患的死亡，達到生死兩相安的境界。

症狀索引

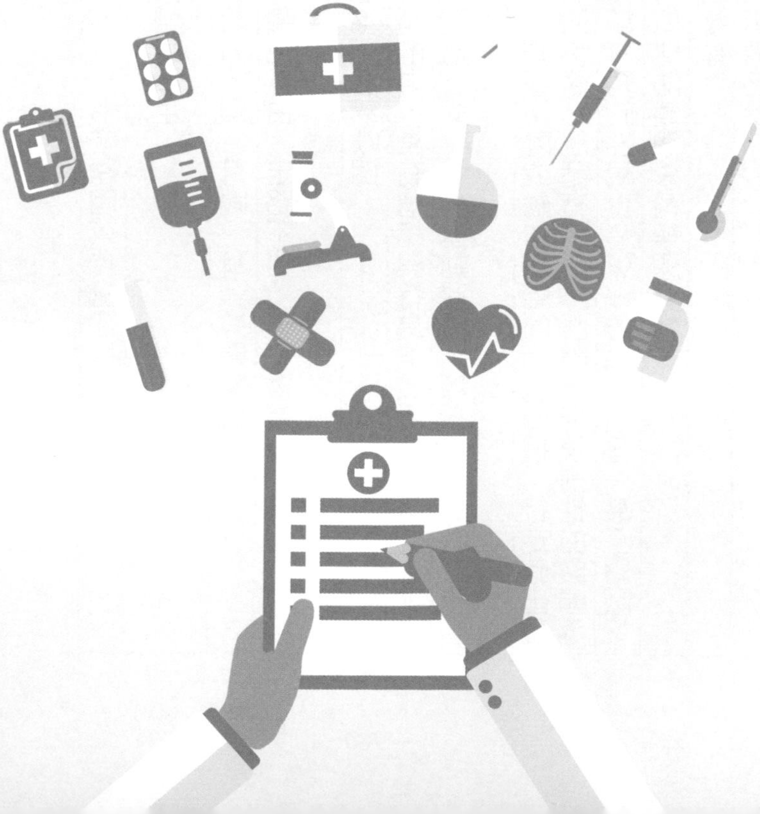

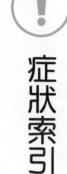

頭暈（第2頁）

主要症狀	可能病症	形成原因或伴隨症狀
眩暈、頭部輕飄飄、走路不平衡、快要昏倒的感覺	良性的姿態性陣發性眩暈	在頭部姿態改變時發生
	梅尼爾氏症	噁心、嘔吐、聽力障礙、耳鳴、耳朵有悶塞感
	前庭神經炎	噁心、嘔吐、臉色蒼白、走路不穩，但不會有聽力障礙或耳鳴等現象
	失用性失衡	身體平衡感變差，容易跌倒
	漸進性上核麻痺	失去步履的控制能力，常有情緒與行為的改變
	巴金森氏症	肢體僵硬，較難踏出第一步，運動遲緩，顫抖、撲克臉、步態異常
	小腦性運動失調	肌肉張力降低，判斷距離或動作範圍的功能受損，行走時出現兩腳距離過寬的步態，說話有困難，眼睛出現規則性的震顫等
	姿勢性低血壓	頭痛、視力模糊、暫時性視覺消失、虛弱、嗜睡，甚至昏厥
	常壓性水腦症	步態不穩，可能伴隨輕微失智與尿失禁
	頸因性頭暈	頸部疼痛與失衡感
	暫時性大腦缺血	沒有伴隨其他明顯症狀

頭痛（第15頁）

主要症狀	可能病症		形成原因或伴隨症狀
肩膀以上的位置發生局部或全部的疼痛	原發性頭痛	偏頭痛	脈衝式的頭部脹痛，噁心、怕光和怕聲音
		緊張型頭痛	非脈衝式的帶形壓力，感覺頭重重的
		叢集性頭痛	短時間發生劇烈疼痛，通常在單邊眼睛周圍發生，可能伴隨眼睛變紅、鼻塞等
		三叉神經痛	面頰、下顎或口腔內，出現像針刺、刀割或像被電到一樣的劇烈疼痛
		單側持續性頭痛	持久性單側的頭痛，在痛側會伴隨結膜充血，或流眼淚、鼻塞或流鼻水、眼瞼下垂或瞳孔縮小
		原發性咳嗽性頭痛	在咳嗽、打噴嚏或用力之後發生
		原發性勞力性頭痛	在運動中或運動後發生
		原發性性關聯頭痛	在性行為當中發生
		睡眠頭痛	睡著後數小時內發生持續 15 至 30 分鐘的中度劇烈頭痛

主要症狀	可能病症		形成原因或伴隨症狀
肩膀以上的位置發生局部或全部的疼痛	續發性頭痛	腦膜炎	發燒、頸部僵硬甚至嘔吐
		出血性腦中風	突然發生的頭痛
		蜘蛛網膜下腔出血	頸部僵硬
		腦部腫瘤	從事耗力性活動時頭痛加劇
		顳動脈炎	發燒、無法咀嚼，太陽穴位置的血管有壓痛現象
		急性閉角型青光眼	眼睛痛、視力模糊、怕光、噁心，有時有嘔吐現象
		雷擊式頭痛	突然產生的劇烈疼痛，在開始的1分鐘內即達到最嚴重的程度
		可逆性腦血管收縮症候群	突然發生，在1分鐘內就痛到極端，最痛的位置從後頭部開始擴散到整個頭部
		低腦壓性頭痛	姿態性頭痛，常合併脖子痛或僵硬，可能往下延伸造成下背痛，也常合併噁心、嘔吐的症狀

咳嗽

（第25頁）

主要症狀	可能病症		形成原因或伴隨症狀
咽、喉、氣管、支氣管、肺部、肋膜、縱膈、橫膈、食道、胃等，受到刺激的反射性動作	細菌或病毒感染		發燒、發冷、胸痛與出現黏液濃痰
	呼吸道疾病	過敏性呼吸道疾病	過敏性鼻炎：打噴嚏、流鼻水、鼻塞 氣喘：喘鳴、咳出黏液性痰
		支氣管擴張症	咳出大量有臭味的黏液濃痰
	肺部疾病	慢性阻塞性肺部疾病	喘鳴與呼吸困難
		肺栓塞	呼吸困難、胸痛與咳血
		肺水腫	突發性呼吸困難、盜汗、嘴唇黏膜與手腳皮膚發紫，痰可能帶有泡沫與血絲
		氣胸	突發性的尖銳胸痛、呼吸困難
	胃食道逆流		心口灼熱感
	腫瘤		體重減輕、胸痛與呼吸困難

吞嚥困難（第35頁）

主要症狀	可能病症	形成原因或伴隨症狀
食物無法順利地從口腔經過咽部進入胃裡面	運動性的吞嚥困難	中風、巴金森氏症、瀰漫性食道痙攣、食道硬化症、食道失弛緩症
	機械性的吞嚥困難	食物太大、哽住食道，或是食道腔因為長了腫瘤、發言、潰瘍結痂而縮小，使食團無法吞入

視力減退（第41頁）

主要症狀	可能病症	形成原因或伴隨症狀
看東西變模糊，或有暗影、變形的現象	老花	在暗一點、近一點，或者看東西看久一點的情況下，會感到眼睛疲勞或視力模糊
	白內障	兩眼看遠與看近都感覺模糊
	突發性視力變差	平常視力很好，突然間視力變差
	黃斑部病變	視物變形、顏色變淡或者有暗影
	眼睛中風	視力突然下降
	腦下垂體腫瘤壓迫到視神經	視野由兩邊外側開始缺損，漸漸影響到中心視力。肢體肥大或肥胖。複視、視力模糊、噁心或嘔吐

記憶力減退（第50頁）

主要症狀	可能病症	形成原因或伴隨症狀
短程記憶衰退，若明顯影響到日常生活，則稱為認知障礙	藥物的作用	抗憂鬱製劑、抗組織胺、抗焦慮藥物、肌肉鬆弛劑、鎮靜劑或助眠藥物、止痛藥
	使用酒精、菸草或藥物濫用	飲酒過度、吸菸使帶到腦部的氧氣不足、藥物濫用改變大腦內的化學物質
	睡眠剝奪	睡眠不足讓人感覺疲憊無力，影響鞏固資訊與回取資訊的能力
	憂鬱與壓力	使人無法集中精神而影響記憶力
	營養素缺乏	缺乏高品質的蛋白與脂肪、維生素B1與B12
	頭部外傷	嚴重撞擊頭部會傷及大腦，引起記憶受損
	中風	腦細胞營養受損，傷及短程記憶
	腦瘤等其他疾病	大腦額葉或顳葉受到腦瘤或腦膜炎、腦炎侵犯時，會有記憶變差、情緒失控、行為舉止錯亂、答非所問等異常症狀

胸痛（第58頁）

主要症狀	可能病症		形成原因或伴隨症狀
發生在胸廓與胸腔部位的疼痛	心血管疾病	急性冠狀動脈症候群	胸部有擠壓般的疼痛，疼痛會牽連到左臂或下頜部位，伴有噁心和出汗
		二尖瓣脫垂	短暫心悸、喘不過氣，胸悶
		主動脈剝離	急性胸痛
		心包炎	身體發熱，胸前有異常壓力，喘氣急促、困難
		心包膜填塞	喘不過氣、心跳過快
		心律不整	心悸、氣短、全身無力
		心肌炎	上呼吸道感染、消化道感染
	呼吸系統疾病	肺栓塞	急性胸痛、呼吸困難、呼吸急促、水腫、嘴唇和手腳末端發紺
		氣胸	急性胸痛
		肋膜炎與肋膜積液	發燒、側面胸部刺痛，咳嗽、深呼吸或翻身時，引起胸部劇烈疼痛
		肺炎	咳嗽、發燒及呼吸困難

主要症狀	可能病症		形成原因或伴隨症狀
發生在胸廓與胸腔部位的疼痛	胸壁疾病	肋軟骨炎	肋軟骨部位有腫大、隆起、疼痛的現象，按壓檢查有壓痛的感覺
		脊椎神經病變	胸痛或肩頸痠痛，嚴重時症狀往外延伸，引起手部酸、痛、麻，甚至手部無力
		神經根病變	神經根受到局部刺激或壓迫
		帶狀皰疹	發燒或倦怠感，出現簇集性水泡
	腸胃道疾病	胃食道逆流	胸口灼熱、胃酸逆流，或從嘴巴溢出胃酸
		功能性消化不良	肚子脹、食慾不佳、胸悶
		橫膈膜疝氣	胸部悶痛、呼吸短促、心悸與反胃
		膽道疾病	黃疸、發燒、發冷
	心理性疾病所引起的胸痛		恐慌症、焦慮症、憂鬱症、身心症、慮病症的病人

心悸（第78頁）

主要症狀	可能病症	形成原因或伴隨症狀
感覺到心臟跳動、心跳過速、心跳偶爾停止，或者心跳不規律的不適現象	精神疾病的症狀表現	焦慮症、失眠症、創傷後壓力症候群、慮病症
	心臟疾病	心律不整、高血壓、鬱血性心臟衰竭、冠狀動脈心臟病、心臟瓣膜性疾病、肥厚心肌病變
	生理的反應	受到驚嚇、憤怒、從事劇烈運動、女性懷孕
	對藥物或飲料的反應	吸菸、喝咖啡、喝茶、喝酒。或是使用藥物如腎上腺素、麻黃素、阿托平、毛地黃、甲狀腺藥物、胰島素、MAO 抑制劑、長效型組織胺、氣喘用藥、抗生素
	其他疾病的症狀	糖尿病、甲狀腺機能亢進症、貧血、低血鈣症、出血、低血糖症、姿勢性低血壓、更年期症候群、發燒、嗜鉻細胞瘤

血便（第88頁）

主要症狀	可能病症		形成原因或伴隨症狀
血液混合在糞便中，或在糞便外面帶有一層血	肛門		痔瘡、良性或惡性腫瘤
	消化器官	十二指腸	十二指腸潰瘍、十二指腸乳頭癌
		小腸	良性或惡性腫瘤、憩室
		結腸	良性或惡性腫瘤、有細菌或寄生蟲、有潰瘍
		直腸	良性或惡性腫瘤、發炎、異物阻塞
	肝膽及胰臟		肝癌、肝炎、膽管炎、膽道癌、胰臟炎
	其他疾病		尿毒症、敗血病、白血病、血小板減少症、膠原病

主要症狀	可能病症		形成原因或伴隨症狀
每星期的排便次數少於3次	續發性便祕	特殊疾病	神經性的疾病、內分泌疾病、肌肉系統疾病、精神疾病
		缺少身體活動	因病臥床、不想動
		飲食中缺少足夠的纖維質	缺少纖維質使糞便變硬
		脫水	少喝水
		忽略想大便的衝動	太忙、沒注意，或刻意忍住不去上廁所
		藥物所致	服用胃藥、抗膽鹼劑、抗組織胺、巴金森氏症藥物、抗癲癇藥物、降血壓藥、利尿劑、類鴉片製劑、鐵劑、鈣質製劑、非類固醇抗發炎藥劑、麻醉劑、瀉劑
		結直腸的結構問題	腫瘤、結腸狹窄、直腸膨出、發炎性腸道疾病、肛門狹窄、肛裂、痔瘡、瘻管、膿瘍
		其他	懷孕期間腸胃蠕動較慢，而使大腸對糞便中的水分吸收增加，使糞便變硬
	原發性便祕	正常通過型	排便困難或覺得大便硬硬的
		緩慢通過型	肚子脹脹的、排便次數減少、肚子痛
		排出延緩型	解便解不乾淨、肛門口好像有被塞住的感覺

頻尿與尿失禁（第102頁）

主要症狀	可能病症		形成原因或伴隨症狀
頻尿：1天內排尿次數達到8次以上，或每2個小時排尿次數超過1次 尿失禁：任何不自主漏尿的情形	泌尿道感染		女性尿道較短、憋尿造成膀胱發炎
	非感染性膀胱炎		膀胱壁發炎使膀胱容量變少、敏感度變高
	局部膀胱出口阻塞		攝護腺肥大壓迫膀胱與尿道
	膀胱受到刺激		膀胱發生腫瘤、結石、感染症或有異物刺激
	膀胱功能神經性失調	感覺功能失調	神經性梅毒、糖尿病併發自主神經病變
		自主神經控制失調	多發性硬化症
		感覺神經與自主神經都失調	脊椎有病灶、急性中風早期
		膀胱過動症	膀胱有不經意的自動收縮
	老年男性病患		中風、攝護腺肥大或脊椎受傷使中樞神經受損
	心理性排尿		生活很緊張、有壓力、出現焦慮
	頻尿急尿症後群		因疾病或心理因素導致
	因疾病而引起		糖尿病、心臟衰竭、肝硬化合併腹水、慢性阻塞性肺病
	滲透性利尿		糖尿病表現出多飲、多尿、多食的現象
	抗利尿激素分泌異常		尿崩症

血尿（第113頁）

主要症狀	可能病症		形成原因或伴隨症狀
尿液中排出不正常數目的紅血球	腎臟本身的病變		外傷、紅血球經微血管腔滲出、含鈣晶體傷害腎小管。運動、發燒、高代謝狀態使腎臟血流量增加，腎絲球過濾出來的紅血球也隨之增加
		尿路感染	頻尿、解尿有疼痛的感覺等，甚至有發燒等現象
		急性腎盂腎炎	腰痛、畏寒、發燒
		泌尿道結石	嚴重的腰酸背痛
		輸尿管結石	劇烈的腰酸背痛，甚至是下腹痛
		細菌感染	發燒
	輸尿管、膀胱、尿道的病變	輸尿管長瘤或癌症	一般不會有疼痛或發燒的現象
		膀胱結石	下腹部痠痛與頻尿
		膀胱發炎	發燒與頻尿等
		膀胱癌	通常不會發燒或有腹部痠痛等症狀
		攝護腺肥大或攝護腺發炎	解尿困難、尿柱減小，有滴尿或夜尿
		攝護腺癌	攝護腺分泌液或精液帶有血絲

小腿抽筋（第120頁）

主要症狀	可能病症	形成原因或伴隨症狀
突然發生的、劇烈的、不自主的肌肉收縮，可能導致疼痛或肌肉如癱瘓般不能移動	肌肉疲勞、缺乏電解質	過度屈曲、缺氧、暴露於較大的溫度變化、脫水或血液中的鹽分過低。長時間坐著或躺著，流經肌肉的血流量減少
	其他疾病	心血管疾病、肝硬化、懷孕、腰椎管狹窄症、藥物作用

貧血（第128頁）

主要症狀	可能病症		形成原因或伴隨症狀
疲倦、虛弱、呼吸困難、活動能力下降。如果是急性貧血，可能出現臉色蒼白、意識不清、感覺昏厥及口渴	小球性貧血	缺鐵性貧血	飲食攝取鐵質不夠、腸胃吸收不良、體內有慢性出血
		地中海型貧血	遺傳基因異常使紅血球壽命比正常人短
	巨球性貧血		缺乏維生素B12或葉酸，原因可能為吸收不良、罹患感染症、飲食不足、藥物影響葉酸吸收
	正常血球性貧血	急性出血	胃潰瘍、十二指腸出血
		再生不良性貧血	骨髓的造血幹細胞受到破壞，使產生的血液細胞不夠
		其他疾病	慢性感染症、慢性發炎、慢性腎臟病、內分泌疾病或癌症

體重減輕（第137頁）

主要症狀	可能病症	形成原因或伴隨症狀
6過月內體重減少10%以上；或1過月內體重減少5%以上	惡性腫瘤	肺癌、胃癌、肝癌、膽囊癌、胰臟癌、大腸癌、乳癌
	非腫瘤性的腸胃道疾病	口乾、牙齒不好、厭食、嘔吐、吸收不良、炎症反應、器官腫大壓迫到腸胃
	內分泌疾病	甲狀腺機能亢進：心悸、怕熱、容易流汗與失眠 糖尿病：多喝、多尿、多渴
	心血管疾病	食慾不佳、代謝速率增加
	慢性感染症	肺結核、黴菌感染、寄生蟲感染、亞急性細菌性心內膜炎、愛滋病
	神經性疾病	中風、巴金森氏症、失智症
	呼吸道疾病	慢性阻塞性肺病
	腎臟疾病	尿毒症
	全身性發炎性疾病	自體免疫疾病，如紅斑性狼瘡
	精神疾病	憂鬱症、過度傷心、藥物副作用

黃疸（第147頁）

主要症狀	可能病症	形成原因或伴隨症狀
皮膚、鞏膜以及黏膜呈現黃色	肝前型黃疸	溶血、紅血球生成不良、藥物所致
	肝內型黃疸	急性肝炎、慢性肝炎、肝臟毒性、肝硬化、藥物導致的肝炎、酒精性肝炎、原發性膽汁性肝硬化、鉤端螺旋體病
	肝後型黃疸	總膽管有膽結石、胰臟癌、肝吸蟲寄生、總膽管狹窄、膽道閉鎖、膽管癌、胰臟發炎、懷孕、胰臟假性囊腫

皮膚癢（第153頁）

主要症狀	可能病症	形成原因或伴隨症狀
讓人想要搔抓的不愉快感覺	內科疾病	糖尿病、甲狀腺機能亢進症、缺鐵性貧血、黃疸和膽汁淤積、惡性腫瘤、更年期、紅血球增多症、尿毒症
	精神疾病	寄生蟲妄想症

水腫（第159頁）

主要症狀	可能病症	形成原因或伴隨症狀
血管外的組織間隙有過多的體液積聚	腎病症候群及其他低蛋白血症	大量的鹽水輸液灌注、營養不良、重度慢性肝臟疾病、泌尿道或腸胃道流失蛋白質、惡性腫瘤
	心臟衰竭	走路、爬樓梯會喘息及呼吸困難
	肝硬化	肝靜脈回流受阻，造成有效血管內容積減少
	其他情況	甲狀腺功能低下、癌症、藥物影響

【養生智慧叢書】

救救熟齡肌！

跟著皮膚科醫師做好皮膚保健，
從此不癢不臭不怕露

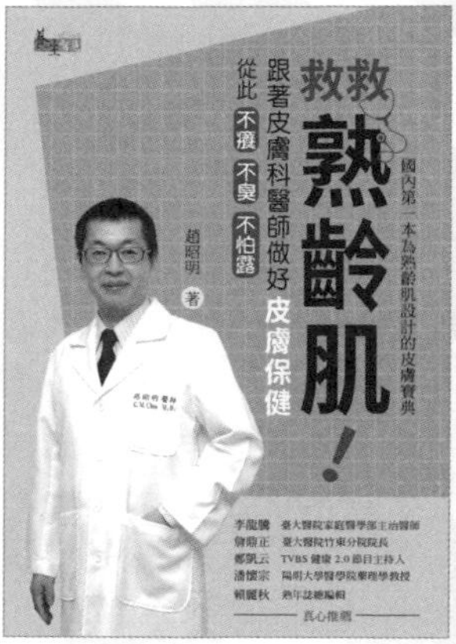

趙昭明／著

國內第一本專為熟齡肌設計的皮膚保健寶典！
空氣汙染、黑心食品、過勞加班……
我們的身體被惡劣的環境與生活習慣一點一點傷害
並透過皮膚發出求救訊號！

皮膚是人體最大的組織，是抵抗病毒、細菌與紫外線等「外患」的第一道防線；當體內免疫、內分泌等功能出了問題，皮膚往往也是第一個通報「內憂」的警報器。千萬別輕忽搔癢感、長斑、體味、掉髮等症狀，因為你的皮膚可能出了大問題！從年輕人到老年人，都要為皮膚做好「老年規劃」！

老眼不昏花

銀髮族的視力保健

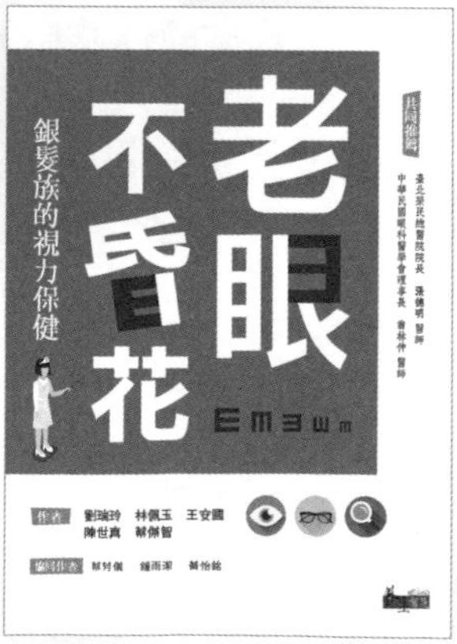

劉瑞玲、林佩玉、蔡傑智、陳世真、
王安國、鍾雨潔、蔡芳儀、黄怡銘／著

視覺功能免不了隨著年紀增加緩步減弱，
但是千萬不要覺得年紀大了看不清楚是理所當然，
有問題還是要就醫！

本書集結臺北榮總眼科部的菁英專家，共同以實證醫學為基礎，加上醫師累積三十年左右的臨床實務經驗，試圖以簡單易懂的方式，將現今社會銀髮族常見的退化性眼疾做一整體性呈現，提供給社會中關心自己和家人視覺健康的廣大群眾正確的醫療資訊，以瞭解常見疾病的症狀與治療等。

【養生智慧叢書】

自己的肺自己救

每天1分鐘的肺部保健指南

陳芳祝／著

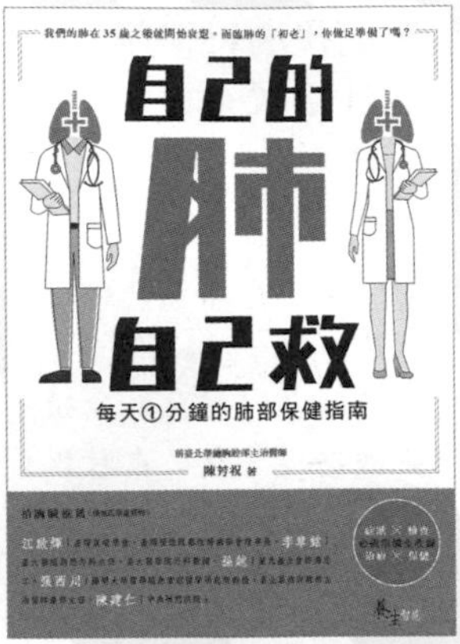

癌症連續三十多年位居我國十大死因之首
十大癌症之中，呼吸系統癌症致死率更位居第一！
但你對自己的肺瞭解多少？

大家都有咳嗽的經驗，或多或少也曾經歷胸腔不適的困擾。面對這些擾人的狀況到底要靜觀其變？還是求醫診治？肺疾要如何防範？如何治療？家有病患應如何照料？平日又該如何自處？前臺北榮總胸腔部主治醫師陳芳祝，將三十餘年的從醫經驗整理為這本淺顯易懂的指南，讓你我一步步邁向「肺」常健康的人生。

防癌抗老食療先修班

營養學專家教你吃出好體質

賴明宏／著

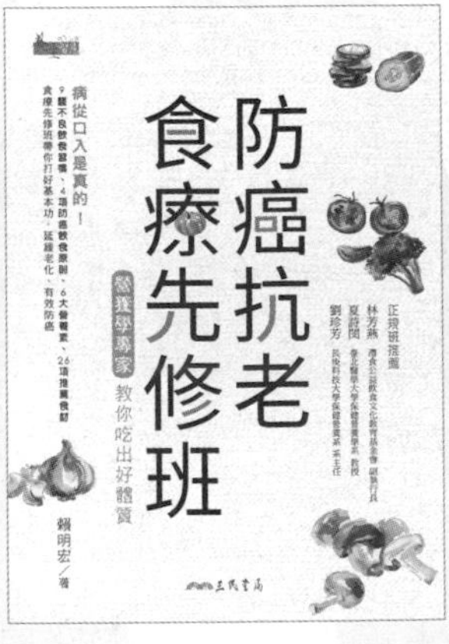

超！食！用！
食療先修班帶你打好基本功
建立正確飲食觀念

本書深入淺出地提醒大家抗老及防癌的飲食概念，分別從臺灣的癌症現況、政府補助的癌症篩檢，與癌症的身體警訊談起，進而介紹基本營養概念，知道各種營養素有哪些功能及應當攝取份量，如何依照每日飲食指南落實每餐飲食。本書也推薦了一些防癌抗老食材、運動的正確觀念，更完善地提升大家對健康的自我意識。

【|職學堂|叢書】

圖解正向語言的力量

與潛意識結為盟友，說出高成效精彩人生

永松茂久／著　張嘉芬／譯

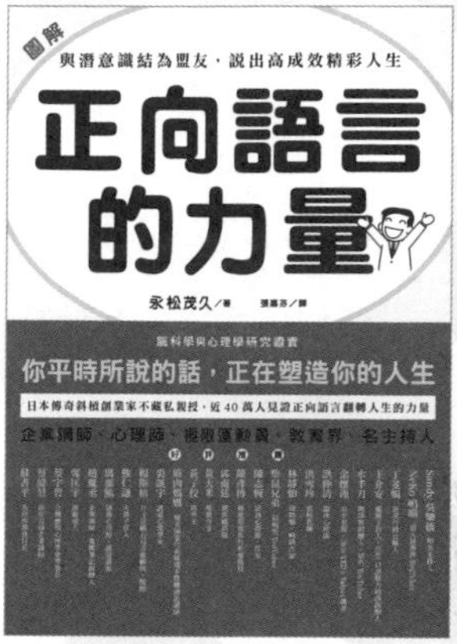

你平時所說的話，正在塑造你的人生。
日本傳奇斜槓創業家不藏私親授，
近40萬人見證正向語言翻轉人生的力量！

腦科學與心理學研究證實，正向思考只放在心裡並不夠，若能化為正確的語言說出來，更能加速心想事成。只要善用潛意識四大特徵，具體勾勒目標，再對自己多說正向語言，潛意識就會自動為我們搜尋實現目標的方法，從此擺脫負面情緒，改善人際關係，活出自我，在職場、情場、家庭等人生領域都能無往不利。

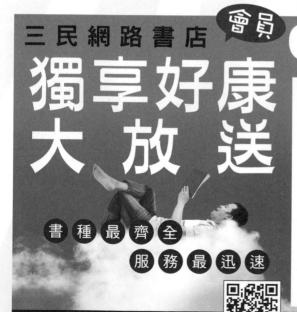

國家圖書館出版品預行編目資料

中高齡不可忽視的身體警訊／李龍騰著.——修訂二版一刷.——臺北市：三民，2020
面； 公分.——（養生智慧）

ISBN 978-957-14-6708-5（平裝）
1. 症候學 2. 疾病防制 3.中老年人保健

415.208 108014549

養生智慧

中高齡不可忽視的身體警訊

作　　者｜李龍騰
發 行 人｜劉振強
出 版 者｜三民書局股份有限公司
地　　址｜臺北市復興北路 386 號（復北門市）
　　　　　臺北市重慶南路一段 61 號（重南門市）
電　　話｜(02)25006600
網　　址｜三民網路書店 https://www.sanmin.com.tw

出版日期｜初版一刷 2017 年 11 月
　　　　　修訂二版一刷 2020 年 1 月
書籍編號｜S410460
I S B N｜978-957-14-6708-5

三民書局